DIETA CETOGÉNICA

◆

AYUNO INTERMITENTE

Dieta Keto y ayuno para bajar de peso y adelgazar. Quema grasa para siempre, mejora tu salud y vive más tiempo. (Incluye recetario fácil para alcanzar la cetosis)

THOMAS G. MORGAN

Aviso legal y exención de responsabilidad

La información contenida en este libro no está diseñada para reemplazar ningún tipo de medicamento ni consejo médico profesional, únicamente ha sido dada a conocer con fines educativos y de entretenimiento. Se ha compilado a partir de fuentes que se consideran confiables y es precisa según el conocimiento de los autores. Sin embargo, los mismos no pueden garantizar su exactitud y validez y no pueden ser responsabilizados por errores u omisiones. Periódicamente se hacen cambios a este libro. Debe consultar a su médico u obtener asesoramiento médico profesional antes de utilizar cualquiera de los remedios, técnicas o información sugeridos en este libro. Al utilizar la información contenida en este libro, usted acepta que los autores no se responsabilizan de ningún daño, costo y gasto, incluidos los honorarios legales derivados de la aplicación de cualquiera de la información proporcionada por esta guía. Este descargo de responsabilidad se aplica a los daños o lesiones causados por el uso y la aplicación, ya sea directa o indirectamente de contrato, agravio, negligencia, lesiones personales, intención criminal o por cualquier otra causa de acción. Acepta asumir los riesgos de usar la información presentada en este libro, debiendo consultar a un profesional médico antes de seguir las recomendaciones expuestas en esta obra.

ÍNDICE

DIETA

CETOGÉNICA

TOMO I

INTRODUCCIÓN

La dieta cetogénica es una excelente herramienta que puedes utilizar para llevar a cabo tu intención dc perder peso, pero estoy seguro que en un cúmulo de tanta información es posible que se haya tornado un poco engorrosa la tarea de llevar a cabo este maravilloso plan.

La obesidad es catalogada la pandemia del futuro, por cierto, un futuro no muy lejano, pero a diferencia de la mayoría de pandemias que puedan existir la vacuna para esta no hay que ir por ella a ninguna parte, la medicina está dentro de ti, la llevas contigo, se llama conciencia.

Gracias a esa conciencia sé que has estado buscando las mejores alternativas para enfrentar, de una vez por todas, este problema. Te tengo noticias maravillosas en este momento, has llegado al momento ideal, tienes en tus manos la guía perfecta para poder cumplir tu meta de salir del encierro que posiblemente estés viviendo dentro de tu propio cuerpo.

Muchos son los métodos y caminos que pueden existir para llevar a cabo este deseo, pero difícilmente encontrarás a través de otra dieta la satisfacción que puede brindarte los beneficios que te da la dieta keto.

Pero no solo de trata de la dieta en sí, a tu favor en este momento tienes el hecho de contar con la mejor y más práctica guía que hará que llevar a cabo este modelo de dieta parezca un juego de niño.

¿Es esto un libro para obesos?

Quiero aclararte esto, inicialmente la dieta cetogénica se inventó como método para ayudar a personas con problemas de epilepsia. Esto es una práctica que ha disminuido por el hecho simple de la multitud de medicinas y procedimientos que se aplican en la actualidad para este fin. A pesar de todo eso, ante algunos cuadros severos de epilepsia en la modernidad donde resisten las medicinas y estos no causan ningún efecto, siguen aplicando los métodos antiguos de la dieta cetogénica como herramienta y mecanismo para el control de dicha enfermedad.

Pero no solo eso, la dieta keto ha demostrado a través de un número de evidencias con fundamentos reales y científicos la efectividad que tiene para mejorar, incluso enfrentar una serie de enfermedades, algunas con relación directa con la obesidad, otras no necesariamente.

En el desarrollo de los capítulos te dejaré explicaciones claves sobre cada una de las patologías que puedes enfrentar y desde luego mejorar llevando a cabo con la rigurosidad que te dejo en este fantástico libro que cambiará tu vida desde hoy y para siempre.

Además de eso te hablaré de manera detallada sobre cada uno de los pasos y procesos que atraviesa nuestro cuerpo para llegar a desarrollar los mecanismos necesarios para que se desarrolle todo el proceso que convierte a nuestro cuerpo en una máquina de perder peso.

La verdad es que existen en la modernidad un sinfín de propuestas de dietas, y métodos milagrosos, de hecho, creo que cada día amanecemos con una nueva revelación de algún gurú y no las ofrecen como el método del momento, la forma definitiva para perder peso, pero ante la falta de sustento científico y bases verdaderamente sólidas al final del día estos planes mueren juntos con él.

Desde luego, no quiero ser para nada fundamentalista, sé que es cierto y completamente comprobable que existen otro tipo de dietas que de verdad sí tiene una buena trascendencia histórica. Lo triste de la mayoría de estas dietas es que pueden terminar convirtiéndose en un asunto verdaderamente frustrante, por varias razones.

En primer lugar, por lo complejo que suelen resultar llevar a cabo su práctica, y por otro lado por lo lejanos que suele estar ver resultados.

Esta es la principal causa de abandono de algunos de los tradicionales modelos de dieta trabajar y trabajar sin ver resultados a algunos puede parecerles incluso injusto. Entonces te pongo en tus manos la solución a mucho de eso inconvenientes que puedes estar padeciendo, generando dudas al momento de planificar el inicio de la meta de adelgazar y/o mejorar la salud.

No sin razón es reconocida la dieta keto como la dieta número uno a la hora de perder peso.

En este libro vas a encontrar las razones de por qué sucede esto que te estoy diciendo, pero lo cierto es que en las primeras semanas vas a encontrar de una vez los resultados que estás esperando.

Solo quiero que lleguemos a un acuerdo y hagamos un pacto, yo me comprometo a entregarte de manera muy clara y sin complicaciones una guía maravillosa que te servirá y será completamente útil desde el primer día, tan solo leyendo sus primeras páginas.

Solo quiero que pongas el mayor empeño de tu parte y asumas con determinación poner en práctica todos y cada uno de los consejos que te voy a dar en cada una de las páginas que vas a encontrar en esta joya que tienes en tus manos.

Una de las cosas maravillosas que vas a encontrar es que lo vamos a hacer divertido, no solo perderás peso y mejorarás tu salud, sino que vas a aprender si es que aún no lo sabes un nuevo oficio que es la cocina.

Sí, efectivamente te voy a regalar una serie de recetas con un detallado paso a paso que debes seguir para que puedas encontrar la forma de variar tu alimentación de manera que no se convierta en algo pesado o aburrido el momento de comer, sino que sea variado, delicioso y divertido.

Tienes en tus manos la guía que buscabas, la guía perfecta para aquellos que no tenían ningún tipo de experiencia pero que te sentirás todo un experto si vas conmigo de la mano. Bienvenido a "dieta cetogénica" bienvenidos a una nueva vida llena de salud y placer en tu paladar.

CAPÍTULO I
EL ABC DE LA CETOSIS Y LA DIETA CETOGÉNICA – KETO

Bienvenido a este nuestro primer capítulo y felicidades por la decisión que has tomado de llevar el control de tu vida y tu salud. Te aseguro que, si llevas con determinación y organización todo lo que estoy a punto de enseñarte, encontrarás de una vez por todas, el cambio que tanto has esperado para tu vida, y que sé no ha sido fácil para ti encontrar.

Has llegado justo a lo que estabas buscando, para empezar, quiero ponerte al día con detalles sobre la dieta cetogénica, así que en este capítulo te estaré detallando cómo se dará en tu organismo todo este proceso.

¿QUÉ ES LA CETOSIS?

La cetosis vista desde un punto de vista estratégico en el proceso de pérdida de grasa en el organismo es fantástica, te explicaré por qué. La cetosis es un proceso que se da en tu organismo de manera muy fácil, solo se crea un déficit de hidratos de carbono, de manera que el organismo humano ordena acceder a las reservas de energía que tenemos.

Quiero mostrártelo de manera más clara posible para no dejar ningún espacio a la duda, la intención es que, al culminar, todas tus preguntas estén respondidas.

¿Qué tiene que ver hidratos de carbono y la grasa?

Nuestro cuerpo requiere de ciertas fuentes de energía para poder mantenerse en acción, y la forma en que este lo hace es a través de tres fuentes fundamentales, la primera y principal son los hidratos de carbono, además de estos, la grasa y por último las proteínas.

La fuente principal de donde generalmente obtenemos energía para nuestro cuerpo según te acabo de explicar son los carbohidratos, todo comienza a partir de la carencia de este componente en el organismo. Como ya te lo dije al comienzo, es una alerta u orden que le da nuestra mente a los órganos encargados del trabajo de absorción de la energía como por ejemplo el hígado, para sustituir el combustible con el que normalmente funciona y que ahora no lo consigue por ningún lado, por otras fuentes de energía como la grasa, a partir de ese momento comienza a darse la cetosis.

¿CÓMO FUNCIONA LA CETOSIS?

Quiero darte detalles bien claros, esto no es de ninguna manera capricho, es que al entender perfectamente el proceso de cetosis se hará más fácil para ti considerar algunas de las recomendaciones incluso de manera empírica asumir ciertas conductas necesarias para que la cetosis se haga altamente efectiva en tu cuerpo.

Primero necesito explicarte la razón por la que nuestro organismo prefiere los carbohidratos antes que otras fuentes de energía.

Principalmente esto es debido a que los carbohidratos son elementos que combustionan de manera más rápida, esto sucede porque al ser consumidos los hidratos de carbono se convierten en glucosa que resultan ser una manera fácil y rápida de obtener energía. En otras palabras, los carbohidratos al convertirse en azúcar llegan más rápido a la sangre, de manera que esta lo toma inmediatamente y los convierte en energía, y es esta energía la que le da vigor a nuestro cuerpo para mantenerse en funcionamiento.

Bien ¿qué es lo que sucede? que tras un determinado período de ausencia de glucosa aportada por los carbohidratos nuestro sabio cuerpo comienza a buscar otra fuente de energía, es donde entra el trabajo de las grasas como fuente. Entonces en una dieta basada solo en el consumo de grasa será esta la que preste este servicio que requiere el cuerpo.

Pero además de eso el cuerpo también tiene la opción de acceder a sus reservas para seguir en funcionamiento. Lo que quiere decir es que si decides iniciar un ayuno o te ves en esa situación por la causa que sea, el cuerpo tras no percibir otra fuente de energía entra en alerta, de modo que activan una serie de hormonas que realizan el trabajo de transformar las reservas de grasa que se encuentran en nuestro organismo, todo este proceso conlleva a la creación de cetonas y son estas las que son utilizadas como combustible para el organismo.

Me gustaría ante todo ponerte sobre la mesa algunas cosas mi estimado lector, es mucho lo que se dice sobre esta dieta, sin embargo, el hecho de que Kim Kardashian haya popularizado esta dieta, no implica de ninguna manera que esta sea moderna y en consecuencia no tenga bases sólidas.

Por el contrario, esta dieta se viene llevando a cabo desde la década de 1920, y los resultados arrojados han dejado claro los grandes beneficios que estos aportan a todos aquellos que la han puesto en práctica.

Entrar en cetosis y convertirte en un experto en metabolizar grasas de manera efectiva es fácil, y más adelante te estaré explicando paso a paso como vas a lograr llevar a cabo este procedimiento de manera rápida y efectiva, por el momento quisiera regalarte una serie de consejos que necesitarás para prepararte emocional y físicamente para la cetosis.

CONSEJO # 1: PRACTICA EL MÉTODO AMP

Descuida, no se trata de algún principio profundamente científico y desconocido, solo se trata de "Actitud Mental Positiva", realmente la necesitarás, recuerda que para entrar en cetosis debes realizar algunos cambios significativos a tu estilo de vida y nuestro cuerpo suele oponerse, seguramente en algún punto puede generarte estrés incluso alguna forma de depresión, solo piensa en positivo, esto fortalece la voluntad.

CONSEJO # 2: ACONDICIONA TU CUERPO

Aunque en los capítulos siguientes te estaré hablando de la importancia de la actividad física regular para la cetosis, por el momento quiero que empieces a acondicionar tu cuerpo, vamos a dejar de lado el sedentarismo, y actívate en modo caminante, evita el excesivo uso de transporte público y las largas horas de televisión en casa. Tira a la basura el mando del televisor y olvida que existen los ascensores. ¡A poner en funcionamiento ese cuerpo!

CONSEJO # 3: LLEVA UN REGISTRO

Haz un diario de trabajo en los que lleves una planificación de todo lo que vamos a realizar en el futuro, y un registro de los resultados que sucederán progresivamente. Lo que buscamos con esto es que puedas ver los resultados cuanto antes y seas testigo de ello, pero además servirá como herramienta al momento de entrar en la fase estacionaria, de todos modos, más adelante te explicaré esto con más detalles.

¿CUÁLES SON LOS BENEFICIOS DE LA CETOSIS?

Estoy convencido que estás aquí por la decisión que has tomado de perder peso, sin embargo, sé que hay muchas otras razones por las que puedes estar interesado en la dieta cetogénica, pero quiero hablarte del primer y seguramente principal beneficio que vas a obtener cuando llevas tu cuerpo al límite y desarrollas la cetosis.

BENEFICIO # 1: METABOLIZAR LA GRASA CORPORAL.

Efectivamente y esta es una de las razones fundamentales por las que te recomiendo la dieta cetogénica, una de las maneras más potentes y positivas de llevar a movilizar toda esa grasa acumulada en el cuerpo es esta, lo que se traduce en una inevitable pérdida de peso.

BENEFICIO # 2: REDUCCIÓN DEL APETITO

Aquí se encierra el otro gran beneficio de este proceso, la cetosis ayuda a disminuir la sensación de apetito y la sensación de ansiedad, de manera que te ayudará de forma eficaz a reducir la ingesta alimenticia, por ende, la ingesta calórica.

BENEFICIO # 3: TONIFICACIÓN

Una que de las cosas que más interesantes te van a parecer si estás en el proceso de adelgazamiento, es qué hacer con la flacidez que suele ocurrir cuando hay una considerable pérdida de peso. La cetosis es magnífica en este sentido, ya que el trabajo fundamental de esta, es utilizar la masa grasa del cuerpo preservando la masa magra, es por eso que la dieta keto es una de las más recomendadas para aquellos que están trabajando en función de tonificar su cuerpo para verse mejor.

BENEFICIO # 4: EVITA LA RESISTENCIA A LA INSULINA

¿Has notado alguna vez esas manchas cenizosas en los nudillos de tus manos, codos o cuellos? Esto entre otras cosas pueden ser señal de una condición que se conoce como resistencia a la insulina, esta es una de las causas principales de la diabetes tipo 2.

Gracias a la cetosis se reduce de manera drástica las probabilidades de crear esta condición en el organismo, por lo cual te puedo asegurar que una de las vías más efectivas para evitar o revertir la diabetes es a través de este proceso del que estamos hablando.

BENEFICIO # 5: EFECTIVO CONTROL PARA OTRAS ENFERMEDADES

De hecho y tal como te lo comenté a inicios de este capítulo, la dieta cetogénica y su efecto de cetosis fue puesto en marcha a mediados del siglo pasado en la década de los años 20 por Russell M. Wilder y su propuesta fundamental estaba basada en el control de algunas enfermedades como la epilepsia.

Pero eso no es todo, otra de las patologías que puede ayudar a controlar la cetosis son las enfermedades metabólicas congénitas, entre otros. Sin embargo, en un apartado posterior te estaré explicando de manera más detallada el efecto que puede tener este mecanismo de nuestro organismo en relación a enfermedades que suelen ser tan preocupante y temidas por muchos como lo es la diabetes.

EL HÍGADO Y SU PAPEL PROTAGÓNICO

Te invito por un momento a olvidar esa manera de relacionarte con tu cuerpo, me refiero a que nuestros órganos y el sistema con el que trabaja vamos a verlo de manera más personal, más cercana y puedas entender dicho proceso para sacar el mejor beneficio de este.

Acompáñame a echarle un vistazo a un órgano altamente interesante e importante como es el hígado, básicamente por lo que estamos hablando sobre la cetosis.

¿Cuál es la función del hígado y cuál es su participación en la cetosis?
Efectivamente esta es la pregunta que debemos responder inicialmente. El hígado cumple con tres funciones fundamentales, te las describiré a continuación.

La primera función de este órgano es como desintoxicante. Sí, este órgano ubicado de manera estratégica en el cuerpo es el que te ayuda a superar la resaca, (en caso de que ingieras alcohol) ya que es el que se encarga de eliminar toxinas que ingresan en el cuerpo. Pero no solamente eso, también elimina las toxinas generadas de manera natural por parte de nuestro organismo, que resultan ser desechos como el amoniaco.

¿Estás viendo la importancia de mantener cuidado tu hígado?, de todas maneras, descuida, más adelante incluiré una receta que me ha resultado maravillosa para mantener el hígado en perfecto estado, incluso para hacerle limpiezas constantes que serán altamente positivas para tu salud.

La segunda función que quiero traerte en este momento es conocido como "síntesis", te explico, lo que llamamos metabolización es un proceso del que se encarga el hígado, dicho de otra manera, el hígado posee la magia que se requiere para convertir los carbohidratos, los lípidos y de igual forma las proteínas en sustancias acorde con el proceso de nuestro organismo.

Imagina entonces que el hígado es la cocina del cuerpo, tomas un trozo de carne, pero difícilmente lo vas a comer crudo, entonces ¿Qué es lo que haces para resolverlo? Bueno, lo cocinas y le das la estructura necesaria para que lo puedas ingerir. Es exactamente lo que hace el hígado recibe ese elemento, los descompone y le da la forma necesaria para que sea asimilado por el resto de nuestro cuerpo.

¿A través de qué mecanismo se logra esto? A través de la secreción de la bilis, este vendría a ser el fuego que cocine dichos componentes y los convierta en aptos, como por ejemplo transformar los carbohidratos en glucosa y enviarlos a nuestro torrente sanguíneo para aportar la energía de la que tanto te he hablado ya.

Ahora vamos al punto que nos trae a este tema, la tercera función del hígado. El hígado es una bodega, o un almacén, este órgano se encarga de acumular algunas vitaminas como la vitamina A y D entre otras, pero además el glucógeno. Entonces dicho esto quiero que puedas entender que de ahí es que proviene el proceso de la cetosis de forma inicial, de esas reservas que te estoy mencionando.

Una vez que el cuerpo detecta la falta de carbohidratos, que como te acabo de decir es el componente ideal para aportar energía a través de su transformación en azúcar, decide que es momento de usar las reservas de grasa, y es justamente el hígado a través de la cetosis que lleva a cabo este objetivo. Un hígado que no se encuentra en condiciones adecuadas, es un órgano que no desempeña de buena manera estas importantísimas funciones que ya te he especificado, si quieres tener un hígado optimo te daré algunas recomendaciones a modo de consejos muy prácticos.

CONSEJO # 1: EJERCÍTATE

Sí, el ejercicio aporta muchos beneficios, sin embargo, quizás no estabas informado que un hígado sano era uno de ellos. La práctica constante de ejercicios físicos es una de las maneras más provechosas para proteger nuestro hígado, ¿y de qué manera? Muchos especialistas aseguran que los ejercicios proveen un índice de masa corporal adecuado, de manera que esto aporta un cuidado contra problemas de hígado graso.

CONSEJO # 2: CUIDADO CON EL ALCOHOL

No quiero ser fundamentalista contigo, de manera que no tengo la intención de venir a decir que no ingieras alcohol, sin embargo, si puedes negarte definitivamente a la ingesta de alcohol sería fantástico, pero por ahora solo quiero recomendarte que seas muy moderado a la hora de hacerlo.

Está comprobado que la bebida excesiva de alcohol es la segunda causa de cirrosis y de inflamación del hígado, por esta razón es que te recomiendo disminuirlo, y en la medida de lo posible evítalo.

CONSEJO # 3: CUIDADO CON LAS MEDICINAS

Consulta siempre a tu médico qué efecto puede tener en tu hígado los medicamentos que te sugieren, pero además de eso ten cuidado con los suplementos, existen muchos suplementos como por ejemplo el té verde, que pueden causar algunas afecciones y en muchos casos pueden ser crónicas.

DIETA CETOGÉNICA PARA LA DIABETES Y LA PREDIABETES, ¿FUNCIONA?

Te acabo de explicar entonces como es que nuestro hígado trabaja de manera tan efectiva para aportar profundos beneficios a tu cuerpo, y además la participación que tiene en la cetosis, entonces de solo leerlo es fácil concluir que la dieta cetogénica tiene una participación importante en relación a la diabetes en nuestro organismo. De todas maneras, vamos a ver esto más de cerca para poder determinar si en efecto guarda alguna relación la dieta cetogénica con la diabetes, si es segura o representa algún peligro para los diabéticos.

Para entenderlo de manera más clara vamos a evaluar la diabetes propiamente dicha. La diabetes está provocada por la escasez de insulina en el organismo, este se produce en el páncreas, las causas de la falta de esta hormona son irrelevantes en este momento, al faltar la insulina, toda la glucosa que ingresa al torrente sanguíneo no cuenta con ningún tipo de control.

Ahora bien, como ya te he dicho la fuente de glucosa o azúcar para nuestra sangre son los carbohidratos, por esta razón es que es el aporte fundamental de energía, por la facilidad que le aporta al hígado en convertirlo de carbohidrato a azúcar.

Entonces, al bajar los niveles de carbohidratos en el organismo evidentemente los niveles de azúcar también descienden, pero además de controlar los niveles de azúcar en la sangre, la dieta cetogénica a través del mismo proceso ayuda a la pérdida de peso.

FASES Y EFECTOS DE LA DIETA CETOGÉNICA

Generalmente cuando comienzas alguna dieta o procedimiento que implique cambio de hábitos, el cuerpo tiene ciertos niveles de resistencia, o en todo caso algunos síntomas que pueden hacerte perder el enfoque. Esto generalmente es debido a que al tener cambios significativos ocurren dos posibles cosas, o resistencia por parte del cuerpo o afectación por algunas carencias de elementos que ya el cuerpo ha tenido como normales.

Entonces quiero ponerte al día sobre los síntomas que sentirás con seguridad al iniciar la dieta cetogénica y además te daré algunas recomendaciones que debes tomar en cuenta a la hora de enfrentarlos.

FASE # 1: CAMBIOS EMOCIONALES

Como todo lo que nos proponemos en la vida el inicio es la parte más importante y a su vez más difícil del proceso. En primer lugar, porque es donde te enfrentarás a la mayor resistencia por parte del organismo, y cuando digo que es la más importante es porque si logras superar esta etapa con éxito seguramente luego será más fácil.

Si eres de aquellos que están acostumbrados a consumir azúcar refinada te vas a enfrentar indudablemente a los sistemas de recompensas del organismo, vas a experimentar síntomas como, profundos estados de ansiedad, ciertos niveles de nerviosismo, irritabilidad y/o apatía, desde luego que pueden aparecer otros síntomas, la recomendación es que cuentes con acompañamiento de algún médico que pueda orientarte en los síntomas que puedan aparecer.

De todas maneras, quiero ponerte sobre aviso que es muy probable que todo esté bien y no haya nada de que temer, mantén la calma y no pierdas tu enfoque, sigue adelante.

FASE # 2: SÍNTOMAS FÍSICOS:

Esta situación que te describiré a continuación se dará posiblemente los primeros dos o tres días de la dieta cetogénica, de hecho, el tiempo que te mencioné es el que requiere tu cuerpo para empezar a llevar a cabo la activación de los mecanismos de control genético, los mismos que aplicará a partir de tu nuevo estilo de alimentación.

Seguramente vas a experimentar sensaciones como aceleración de tu frecuencia cardiaca, esto puede desembocar en un constante cansancio incluso mareos y nauseas, todo esto puede generar un estado muy fuerte de desgano en el cuerpo.

FASE # 3: RESULTADOS A LA VISTA

Ya en este punto debe haber pasado al menos la primera semana de dieta, y si todo sigue de acuerdo a lo que planificado, (más adelante te daré el plan completo) los resultados comenzarán a aparecer, ¿la razón? lo que sucede es que se incrementa el trabajo metabólico del organismo, se incrementa la producción de algunas hormonas como el cortisol entre otros y comienza el proceso que es por el que estamos aquí que es la pérdida de peso.

FASE # 4: PROCESO DE ADAPTACIÓN

Al llegar a este punto debes estar muy alerta, recuerda que nuestro organismo está trabajando en función de regular los procesos que eran inicialmente normales, de manera que al llegar a la fase que te mencioné anteriormente, la pérdida de peso se hará altamente efectiva, el cuerpo entra en un proceso de adaptación.

Es decir, pasadas las primeras semanas ya el organismo entiende esto como un nuevo estilo de vida y entra en una fase conocida como "estacionaria", el organismo se adapta a su nuevo sistema y baja la efectividad en relación a la pérdida de peso, de manera que puedes enfrentarte a una idea frustrante de tu progreso a causa de lo que estás viviendo.

Esas son las fases principales por las que vas a atravesar una vez que comiences este plan de alimentación. Entiendo perfectamente que no resulta normal para un cuerpo que ha estado acostumbrado a consumir altos niveles de carbohidratos, pues para nadie es un secreto que nuestro sistema de alimentación está profundamente basado en una dieta alta en carbohidratos.

¿Qué puedo hacer ante cada una de estas fases de la dieta cetogénica?

Quiero que pongas especial cuidado a los pasos a continuación, que te servirán para poder enfrentarte a todas estas situaciones que puedes pasar al iniciar tu dieta.

PASO # 1: SE TRATA DE ACTITUD MÁS QUE DE APTITUD

Cuando vayas a empezar con tu dieta mantén en cuenta lo siguiente, no se trata de tener alguna cualidad especial que te hará ser victorioso en tu nuevo plan, se trata de tener la actitud correcta. No será fácil, sin embargo, tu actitud positiva será la que determinará que salgas airoso en lo que te has propuesto.

PASO # 2: NO CEDAS A LA TENTACIÓN

Desde luego que sentirás estados de ansiedad entre los que se va a manifestar el hambre, recuerda que nuestro organismo es sabio, y al detectar la falta de glucosa en el organismo este te va a pedir de manera urgente que le otorgues los alimentos que normalmente usabas para darle sus altas dosis de azúcar. Soporta, por lo que más quieras debes disponerte a no ceder, esto durará solo algunas horas y luego todo volverá a la normalidad.

PASO # 3: NO DESCUIDES LA HIDRATACIÓN

Recuerda que el agua también es fuente de energía, por lo que debes considerarlo como un elemento muy necesario para enfrentar esas situaciones de déficit de energía y sientas mareos o nauseas.

De manera particular te recomiendo que no excluyas los carbohidratos en su totalidad, sino que solo debes bajar de forma considerable su consumo de manera que lo vayas haciendo de forma progresiva hasta llegar al punto indicado.

En este primer capítulo te he dado el ABC de la cetosis, cómo funciona y el efecto que tiene sobre el organismo del ser humano, además a manera de introducción te he hablado de lo que es la dieta cetogénica.

Recuerda tomar en consideración todas las recomendaciones que te he dado en este capítulo para que desarrolles de manera eficaz un proceso de cetosis sacando todo el provecho que este proceso te puede regalar.

CAPÍTULO II
LOS ASPECTOS BÁSICOS: DESCRIPCIÓN DE LA DIETA CETOGÉNICA – KETO

Luego de haber hablado de la cetosis, a continuación, veremos una amplia explicación sobre los aspectos que giran en torno a la dieta cetogénica.

La dieta cetogénica también conocida como dieta keto es un régimen alimenticio que consiste en la eliminación o disminución considerable del consumo de los carbohidratos.

Quisiera mostrarte cuáles son los aspectos fundamentales de este tipo de dieta, además evaluaremos algunas características de la misma.

VENTAJAS Y DESVENTAJAS DE LA DIETA KETO

Primeramente, voy a hablarte de los beneficios que la dieta te puede brindar, sin embargo, como nada en esta vida es infalible, también hablaré de algunas de las desventajas que enfrentarás al aplicar la dieta cetogénica.

VENTAJAS DE LA DIETA CETOGÉNICA:

Uno de los principales beneficios de la dieta cetogénica es el tema del control que puedes llevar del apetito. La dieta cetogénica al ser una dieta baja en carbohidratos está basada mayormente en el consumo de carnes y grasas.

¿Qué implicaciones tiene esto?

El consumo de proteínas y grasas reducen de manera importante el apetito, esto es una gran ventaja sobre los otros modelos de dieta ya que no sufres por hambre y puedes incluso evitar el tema del mal humor típico en otro modelo de dieta.

La pérdida de peso. Muchos investigadores han concluido que la manera más efectiva para perder peso es sin duda la dieta cetogénica, esto se debe a la situación de cetosis.

Tal como te lo grafiqué anteriormente, asumamos que tu automóvil anda con gas y con gasolina, pero resulta que la gasolina contamina más el ambiente que el gas, entonces ¿Cuál es el plan? Indudablemente es bajar los niveles de contaminación en el ambiente.

Lo que se debe hacer en consideración de eso es dejar tu vehículo sin gasolina, este toma su nueva fuente de energía, el vehículo sigue su trayecto y el ambiente está más saludable.

La analogía es casi perfecta, el sobre peso es ese clima dañado y la dieta cetogénica es el plan de salud ambiental, una vez que el organismo nota que no hay azúcar comienza a buscar sus fuentes alternativas de energía liberándote de la grasa que consumes y a su vez de las reservas que tienes acumulada en tu organismo.

Los estudios más importantes que se han realizado en torno a esta dieta han demostrado una menor probabilidad de sufrir enfermedades relacionadas al corazón, además una reducción considerable en problemas como el elevado colesterol, ayuda a regular la presión arterial entre otros importantes beneficios.

Ayuda a mejorar la sensibilidad de la insulina, como consecuencia es muy favorable para revertir la diabetes.

El origen de la dieta cetogénica está basado en el control de problemas de epilepsia, sin embargo, a pesar de que esta práctica fue cambiada por el uso de medicamentos, aún puede ser utilizada en el caso de aquellos pacientes que no tienen una respuesta positiva a los medicamentos.

Como los beneficios que acabo de mencionar quiero destacar en este momento la importancia que tiene cuando hablamos del problema de la obesidad. Sabemos que la obesidad es un problema severo que puede derivar en serias complicaciones y disminuir la salud de manera considerable en un individuo.

Las dietas bajas en grasas suelen ser a muy largo plazo, y si tu interés es atacar de manera rápida y efectiva el problema de la obesidad te has encontrado con lo que buscabas.

Sin embargo, como todo pro puede tener un contra, quiero ahora hablarte por un momento de las posibles desventajas que puede tener la dieta cetogénica.

DESVENTAJAS DE LA DIETA CETOGÉNICA

No cabe duda que pese a los beneficios ya mencionados hay algunas cosas que se deben tener en consideración ante la dieta cetogénica.

Déficit en el aporte de vitaminas, minerales y fibras. Esto se da fundamentalmente porque la dieta keto disminuye casi en su totalidad las frutas y verduras, por lo que el aporte que recibe a partir de otros alimentos es verdaderamente muy pobre.

Al recibir un bajo nivel de fibra esto es casi seguro que desemboca en un problema de estreñimiento lo que es un verdaderamente un problema, pero puede solucionarse.

Otro de los problemas que surgen a raíz de esta dieta es conocido como halitosis, esto tiene una razón clara, al iniciar el aumento de los cuerpos cetógenos estos son eliminados a través del aliento.

En algunas personas puede ocasionar cansancio o fatiga debido al bajo nivel de carbohidrato, sin embargo, esto suele suceder los primeros días de ayuno.

La dieta cetogénica no es recomendable para las personas que tienen algún tipo de patología relacionadas al hígado, fundamentalmente porque es una situación en la que se le exige al hígado trabajar doble ya que ahora debe dedicarse a la búsqueda de energías extras por lo que podría causar serias complicaciones.

Sin embargo, existen buenas noticias, hay muchas maneras de poder hacer frente a cada una de estas situaciones que te acabo de mencionar, salvo la situación que te dije sobre las patologías en el hígado, me refiero a problemas como hígado graso o cirrosis donde la recomendación es que hagas un control estricto con tu médico, lo demás podemos solventarlo de manera sencilla.

Sigue los consejos que te daré a continuación para que hagas frente a estos problemas.

CONSEJO # 1: APÓYATE DE SUPLEMENTOS

Desde luego que esto es una buena alternativa, si estás iniciando la dieta cetogénica tienes que considerar complementarla con algunos suplementos que te sirvan para solucionar el tema del déficit en algunas vitaminas o fibras.

CONSEJO # 2: EVALÚA ALTERNATIVAS

Me refiero específicamente a alternativas en el menú que estás ingiriendo, por ejemplo, considera los alimentos del mundo vegetal de hojas verdes como la lechuga, espinacas, entre otros. Más adelante te estaré regalando una lista exhaustiva de los alimentos que puedes usar y te daré la mejor manera de prepararlos.

CONSEJO # 3: AGUA Y MÁS AGUA

La hidratación es fundamental, para atacar problemas como la halitosis. Al igual que el caso anterior para evitar los efectos, debes mantenerte bien hidratado, y en lo posible debes dividir tus comidas en pequeñas porciones diarias, o sea, la misma porción que comes normalmente pártela en cinco o seis y en lugar de comer tres grandes porciones al día come varias pequeñas porciones.

TIPOS DE ALIMENTOS EN UNA DIETA KETO

Aquí llega una parte fantástica de todo este recorrido, se trata de aclarar o despejar todas tus dudas respecto a aquellos alimentos que puedes ingerir, además de esto una excelente noticia que te tengo es que más adelante te enseñaré varias recetas que podrás elaborar tú mismo.

Voy a mencionarte cada uno de los alimentos tratando de abarcar todos mencionándotelos por grupos alimenticios.

CARNES

En primer lugar, te recomiendo que comas carnes. En la dieta cetogénica está permitido el consumo de estas, sin embargo, debo recordarte algo importante respecto a este tema. La dieta cetogénica es una dieta rica en grasas no en proteínas, de manera que no es recomendable comer altos niveles de proteínas.

¿Qué sucede si se excede el consumo de proteínas?
Aquí radica uno de los errores más comunes de quienes con poca información inician este modelo de dieta, no te engañes, si le metes a tu cuerpo más proteínas de las que este necesita estás haciendo casi lo mismo que con el carbohidrato, lo que trato de decir es que llenarás nuevamente tu torrente sanguíneo de glucosa y detendrás o retrasarás considerablemente la cetosis, así que piénsalo bien y ten un buen balance.

La verdad de esto es que no existe una medida exacta que imponga la dieta cetogénica, esta estará basada en tus propósitos personales, sin embargo, la recomendación es consumir una máxima de 1.5 gramos de proteínas al día por cada kilo que peses.

¿Qué hay del peligro del que muchos hablan de las carnes rojas?
La verdad de la historia es que lo mejor es consumir carnes de animales que sean alimentados con pasto, ya que es la forma tradicional en la que se alimentan estos animales. Además, nuestros ancestros se alimentaban de este tipo de animales por lo cual debemos concluir que es la mejor manera.

Debo agregar que las investigaciones arrojan solo una pequeña variación en el perfil nutricional de los animales que se alimentan con pastos y aquellos que lo hacen con otros elementos. Lo que es cierto y concluyente en todo este sentido es que la carne es altamente nutritiva y genera una buena sensación de saciedad.

PESCADOS Y MARISCOS

En general todos los pescados son buenos, pero se recomiendan sobre todo aquellos que son grasos como el salmón o el bagre, mi recomendación fundamental sobre consumir pescado es no consumirlo rebosados, la razón es clara, estamos evitando el carbohidrato y los rebosados se tratan de pan y harina. Comer pescados y mariscos es muy beneficioso, hace poco te hablé sobre la carencia de algunas vitaminas al disminuir el consumo de carbohidratos, pero aquí encontramos una excelente fuente de vitaminas de varios tipos como el A, B, D y E, sin contar además del alto contenido de ácidos graso como el omega 3.

HUEVOS

Puedes consumir los huevos en la presentación que desees, fritos, revueltos, hervidos, con tocino o jamón, en este caso no hay ninguna restricción, puedes comerlo a tu antojo.

ALIMENTOS GRASOS

Esta es la principal fuente de energía que obtendrá nuestro cuerpo a partir de la dieta cetogénica de manera que no te preocupes demasiado por esto, aunque ciertamente una de las fuentes la obtendrás a través de la carne, puedes acceder a la grasa haciendo uso de grasas como mantequilla. No dudes en agregar una buena cantidad de aceite de oliva a tus ensaladas y usar aceite de coco.

Puedes usar deliciosos aderezos hechos a base de mayonesa para untar o aderezar tus ensaladas, incluso disfrutar de una espectacular salsa bernesa. Para acompañar esto puedes usar verduras, solo debes asegurarte de que se trate de verduras de superficie, como los brócoli, coliflor, acelga, repollo o lechuga. Para que se te haga más sencillo identificarlas elige por lo general aquellas que sean de hojas verdes, las espinacas, son una buena fuente de hierro, puedes usar calabacín o aguacate, saltéalos con mantequilla o hazlos a la crema. Recuerda que en la dieta keto las grasas son buenas y recomendables.

LÁCTEOS ALTOS EN GRASA

Si eres amante del queso, te tengo noticias magnificas, puedes comer cualquier tipo de queso, sobre todo aquellos que contienen una buena cantidad de grasa, de igual manera la leche o mantequilla son buena fuente de grasa, lo que a su vez se traduce en buena fuente de energía. Si aún no has preparado un delicioso suflé de queso, mantente alerta que pronto te estaré enseñando paso a paso cómo poder realizarlo.

FRUTOS SECOS

Puedes darte el gusto de comer algunos frutos secos, sin embargo, debes consumirlos con mucho cuidado ya que si lo usas como merienda puedes cometer el error de excederte, esto es porque para saciarte con frutos secos vas a necesitar mucha cantidad y esto puede llevarte a consumir demasiado.

BEBIDAS

Pon especial cuidado en aquellas bebidas que contienen azúcar. Del resto puedes consumir sobre todo agua, mucha agua, puedes hacer infusiones o tés, el café negro sin azúcar, si deseas puedes agregar leche o crema, mate o té negro están perfectos.

¿CÓMO LOGRAR RÁPIDAMENTE LA CETOSIS?

Muy bien, ya que te he mostrado de manera detallada los alimentos que puedes consumir, avancemos otra vez y hablemos del tema con el que iniciamos toda esta travesía, la cetosis. Todo consiste en perder peso, de manera que la intensión fundamental es llevar el cuerpo a desarrollar la cetosis y la idea es que esto suceda rápido.

Pasos para entrar en cetosis de manera rápida y efectiva.

PASO # 1: PREPÁRATE CON ANTICIPACIÓN

Cada vez que vas a empezar una nueva meta debes prepararte, llegar a quemar grasas a través de la cetosis no es la excepción, debes tomar un tiempo de preparación días antes, para lograrlo debes considerar algunas cosas importantes que debes realizar en este proceso.

Elimina el estrés: A pesar de ser algo muy ampliamente difundido es muy poco comprendido o tomado en cuenta por la gente, "con estrés no podrás quemar grasa", quiero repetirlo y quiero que cada día lo repitas también, "con estrés no podrás quemar grasa". Procura incluso iniciar tu preparación mental por lo menos dos semanas antes, te daré algunas situaciones que debes evitar.

Duerme bien, tu cuerpo necesita estar reposado por lo cual requieres dormir la cantidad de horas necesarias y en condiciones adecuadas, ¿a qué me refiero con condiciones adecuadas? Pues tu sueño debe ser al menos de seis horas diarias y en una condición de comodidad.

Reduce el uso del ordenador: Y no solo esto, también debes reducir el uso de teléfonos celulares en especial durante la noche. Las pantallas suelen invadir nuestra vista de luz azul, esta luz la mente la interpreta como la luz del sol, de manera que nuestra mente asume que es de día y pone todo nuestro organismo en alerta y hace todo lo necesario por mantenerte despierto, por ello tu descanso no es de calidad.

Conéctate con la naturaleza: Hazlo principalmente durante las mañanas, de esa manera aprovechas el aporte vitamínico que te generan los rayos del sol de la mañana, pero principalmente la idea es que llenes tu organismo de ese aire descontaminado y puro que te brinda estar rodeados de árboles.

Realiza ejercicios físicos: Existen muchas modalidades de ejercicios uno con más beneficios que otros, pero cualquiera que decidas realizar está bien, esto lo dejo en tus manos y de tu entrenador, sin embargo, si no estás dispuesto por cualquier razón apúntate en el gimnasio o en algún deporte.

En caso de que te encuentres en la situación que acabo de describir, tómate el tiempo que te acabo de recomendar de conexión con la naturaleza para caminar, hazlo por lo menos una hora diaria. Puedes incluso dividirlo en intervalos de 30 minutos por la mañana y 30 minutos por la tarde, asegúrate de que esa caminata te lleve a un estado de aceleración del corazón y sean pasos continuos sin ningún tipo de interrupción.

Disminuye el consumo de carbohidratos: recuerda algo importante mi apreciado amigo, vas a dar un paso que no debe ser tomado a la ligera, de manera que debes procurar una cosa, ten la mayor preparación posible, procura que este cambio de hábitos no se dé de forma muy violenta y te tome por sorprendido.

Entonces, en estas semanas previas comienza a disminuir el consumo de carbohidratos de manera progresiva hasta que hayas logrado la meta adecuada de acuerdo a la recomendación de la dieta.

PASO # 2: DISMINUYE LA INGESTA DE CARBOHIDRATOS

Muy bien, ya llegamos al paso dos, sin embargo, recuerda que en una de las recomendaciones que te di en el paso primero te decía que debes reducir de manera progresiva el consumo de carbohidratos, la meta es que al iniciar formalmente la dieta tu consumo de carbohidratos esté por debajo de 20 gramos, cuando mucho solo 20 gramos al día.

PASO # 3: REFUÉRZALO CON UN AYUNO INTERMITENTE

El ayuno intermitente es una excelente herramienta que puedes utilizar para acelerar el proceso de la cetosis. Es una herramienta fantástica, solo tienes que elegir uno de los distintos modelos de este tipo de ayuno para obligar a nuestro organismo a acudir más urgentemente a la metabolización de la grasa, voy a darte algunos de los modelos principales de este tipo de ayuno.

Ayuno 8/16: En este modelo de ayuno vas a aplicar tu dieta cetogénica, pero solo en el horario comprendido de ocho horas que te es permitido alimentarte durante el día, el resto del tiempo, es decir 16 horas, te mantendrás en ayuno, solo podrás tomar algo de café, recuerda sin azúcar, y mucha agua.

Como tips adicional te aconsejo que las 16 horas de dieta coincidan con tu descanso, nocturno para que sea más fácil llevar el ayuno, ejemplo: comes entre las 10:00 am hasta las 8:00 pm es en ese horario en el que vas a dividir tus comidas.

Ayuno 20/4: para este modelo de ayuno se aplica la misma teoría que en el caso anterior solo que reducirás las horas de comida a solo 4, y tomarás 20 horas para ayunar.

Existen otros modelos de ayunos intermitentes, pero los desestimaré por este momento ya que son bastante agresivos y no es la intención cargarte por ahora, de hecho, te recomiendo que pongas tu mirada en el ayuno 8/16, sin embargo, esto dependerá de tus intereses personales y tu determinación, tu elijes.

ALIMENTOS QUE SE DEBEN EVITAR

En este momento vamos a hablar de aquellos alimentos que debes evitar a toda costa al realizar la dieta cetogénica. Mi recomendación es que hagas una lista personal y la mantengas en un lugar visible de manera que cada vez que vayas a realizar tu lista de compras tengas a la vista esos alimentos que no debes consumir, preferible pégalos en la puerta de tu refrigerador de modo que nunca lo pierdas de vista.

EVITA EL AZÚCAR

Aquí se encuentra el primer enemigo de la dieta cetogénica, recuerda que tenemos un propósito fundamental para llevar a cabo la cetosis y esto es decirle adiós a los azucares, por ello desde hoy debes dejar de lado las gaseosas y refrescos, bebidas energéticas, el café está permitido, pero debes aprender a consumirlo sin azúcar, de igual manera los jugos de frutas tanto naturales como envasados.

Pero no solo en las bebidas, debes dar un especial adiós a todos esos gustitos que vienen tan cargados de azúcar como los postres que te gustan de la panadería, sí, me refiero a los donuts, cup cakes, tortas, milhojas, en especial el helado, entre otros.

Pero la miel ¿no es saludable? Para otra ocasión me invitas y podemos hablar de ello, pero en este caso no, ni la miel, ni el jarabe de arce, los siropes, etc. Todo esto déjalo fuera de tu vida.

¿QUÉ HAY CON LOS ALMIDONES?

Una vez más, "adiós", la fuente principal de carbohidratos que entra en nuestro organismo es a través de este elemento, por esta razón debes dejar de lado su consumo de forma inmediata, pues es la manera indirecta de darle altas dosis de azúcar a nuestra sangre.

Entre los principales está el pan, a los amantes de la dieta italiana les daré algunas recetas nuevas para hacer pastas, pero por el momento solo corresponde decir adiós a la pasta también, el arroz no escapa de esto, igualmente el maíz y todos sus derivados como las harinas procesadas, tostaditas y burritos, no deberán estar en la mesa al iniciar la dieta cetogénica.

Ten cuidado con algo, la publicidad engañosa y en nuestro caso la publicidad poco conveniente, los alimentos integrales son tan solo un poco diferente a los que te acabo de mencionar, pero en realidad son más de lo mismo. Me refiero a alimentos como la avena y de igual manera evita la harina de trigo y los cereales de desayuno.

FRUTAS

Trataré de ser poco ortodoxo en este sentido, aunque muchos sugieren que no deben consumirlas te puedo permitir que lo veas como tu nueva golosina, entonces aplica el mismo principio que aplicarías a tu hijo para que coma golosinas, o sea hazlo de manera muy esporádica y muy poca cantidad.

Como información extra tengo algunas pautas que darte, por ejemplo, la cerveza contiene una cantidad muy alta de carbohidratos, sin embargo, en la actualidad cuentas con algunas presentaciones de cervezas que son muy bajas en carbohidratos. Igualmente, cuidado con la margarina que es una imitación de la mantequilla pero que sus componentes no aportan ningún beneficio ni aun para esta dieta, de manera que debes desestimarla por completo.

Sé que puede resultar algo complejo este tema de los alimentos y en este punto algunos pueden estar algo preocupados, sin embargo, te voy a presentar unos puntos clave para que este nuevo cambio de hábito sea más sencillo y no se convierta en un camino cuesta arriba.

CLAVE # 1: OLVIDA EL SUPERMERCADO

Puede parecer extremo lo que te digo, pero es la gran verdad, los supermercados son el amigo perfecto para la tentación, lamentablemente en algún punto de la vida nos han hecho creer que es ahí donde debemos abastecernos de nuestros productos del hogar y esto es una falacia. Además, que los supermercados son el museo indicado repleto de cosas que no necesitamos.

¿Cuál es la recomendación? Todo lo que necesitas para llevar a cabo una dieta cetogénica lo puedes encontrar en dos lugares estratégicos, la carnicería y en las ventas de hortalizas que se encuentran en cualquier esquina de tu barrio, así que acude a ellos, ve a los mercados populares donde se surten incluso los mayoristas, allí encontrarás ofertas fantásticas y una gran variedad de productos naturales para tu dieta.

CLAVE # 2: FÍJATE EN LA ETIQUETA

En todo momento asegúrate de leer los componentes que por lo general vienen al reverso de los paquetes enlatados o envasados. Asegúrate de dos cosas, lo primero es la cantidad de azúcar que posee, y por otro lado verifica los aditivos como harinas que pueden poseer, recuerda que muchos embutidos usan diferentes tipos de harina para lograr darle la firmeza que estos requieren.

CLAVE # 3: DESARROLLA LA CONCIENCIA DE TU ENTORNO

Hay un efecto peligroso que puede haber en tu entorno y debes evitarlo desde un principio y es que estos no se dan por enterados de la importancia que tiene para ti la dieta que estás llevando a cabo, ¿qué es lo que va a suceder entonces? Es sencillo, muy probablemente algunos insistirán que comas solo un poquito que eso no le hace daño a nadie.

No me atreveré a juzgar a nadie de mal intencionado, la realidad es que los demás no tienen por qué estar preocupados por algo que te compete solo a ti, de manera que es tu deber dejarles claro la importancia que esto representa en tu vida.

¿Qué es lo que debes hacer entonces? ¿Es que acaso debes aislarte? En ninguna manera, todo lo que debes hacer es convertirte en un excelente comunicador, háblales a todos del cambio que le has dado a tu vida, pero fundamentalmente a los de tu casa, la idea no es que hagan la idea contigo, quizás no es algo que necesiten en el momento, pero crea la conciencia en ellos, elabora nuevos planes de mercado y sobre todo de almacenamiento.

Tus amigos son un punto importante, sobre todo preocúpate por no parecer arrogante ahora que probablemente no los acompañarás esos viernes de cervezas, pero si decides hacerlo está muy bien, el reto es compartir siempre y cuando no sea la cerveza.

Así estoy concluyendo este segundo capítulo, te he enseñado algunos aspectos importantes respecto a la dieta cetogénica, resta que tomes en consideración todo lo que te he dicho hasta ahora, asegúrate de hacerlo de esa forma y te garantizo éxito en tu nuevo camino. Pero esto no queda aquí, aún hay mucha tela que cortar, así que prepárate por que vienen capítulos con información muy práctica y enriquecedora para ti.

CAPÍTULO III
TIPOS DE DIETA CETOGÉNICA-KETO

Ya en el capítulo anterior te hablé de las cosas básicas de este modelo de dieta, en este punto ya tienes una idea bastante clara de lo que trata la dieta cetogénica y además de cuáles son los alimentos que componen su estructura alimenticia. Pero hay algo que es importante y de lo que quiero hablarte en este capítulo, consiste fundamentalmente en las distintas maneras que puedes llevar a cabo tu plan de alimentación.

Existen aproximadamente cinco propuestas de modelos de dieta cetogénica, presta atención ya que te iré dando información detallada de cada una de ellas, te pondré al tanto de manera muy franca los pros y contra de cada una de ellas para que consideres cuál de estos modelos es el que más se ajusta a tus características y gustos particulares, pero además, que cuides de no caer en el uso de ningún modelo que no sea productivo por falta de información.

No significa de ninguna manera que varían los alimentos, la lista que ya te di en el capítulo anterior es exactamente la que necesitas para llevar a cabo cualquiera de estos modelos de dieta keto que describiré a continuación, solo variará la forma en que son consumidos y en algunos casos puede variar los procesos de estos productos.

LA DIETA CETOGÉNICA ESTÁNDAR DCE (SKD POR SUS SIGLAS EN INGLÉS)

Esta es la forma tradicional de realizar esta dieta o la keto estándar. Es la forma más conocida de todas, la favorita por su practicidad, la regla de este modelo no es variable, baja cantidad de proteínas, carbohidratos casi nulo y alta cantidad de grasas. Una característica particular que la separa de algunas de las demás es que este modelo procura tener un buen cuidado con el origen de las grasas.

Lo que quiero decir es que en el modelo estándar de esta dieta no se permite hacer abuso de grasas de manera ciega, sino que presta cuidado que sean grasas saludables, por ejemplo, el aceite de oliva, aceite de coco, el maní o aguacate.

CARACTERÍSTICAS DE LA DIETA KETO ESTÁNDAR

Lo que más me interesa en este momento es que tengas una visión bien clara respecto a las cualidades particulares de cada uno de los modelos de la dieta para que a la hora de decidir cuál será la que se ajustará a tus gustos no haya dudas.

La característica principal de este modelo son las cantidades de cada uno de los macronutrientes que utilizarás en las ingestas diarias. Los macronutrientes se tratan de los tres combustibles que utiliza nuestro organismo para funcionar, es decir, los carbohidratos, las proteínas y las grasas.

En esta estructura de dieta los porcentajes están claramente definidos, en el caso de las proteínas debe componer del 20 al 35% de la dieta, las grasas deben ser superiores, aproximadamente de 60% a 75% y en el caso de los carbohidratos estos sí deben ser muy bajos apenas un máximo del 5%.

Otra de las características importantes de esta dieta es la observación que hace sobre la fuente de los alimentos, es decir, una preocupación muy importante y que debes considerar a la hora de adoptar este modelo de alimentación es sobreponer los alimentos "naturales" antes que los procesados.

La prioridad siempre será que tus alimentos sean lo más directo de su origen a tu cocina, por ejemplo, hortalizas y legumbres que no sean procesados o congelados.

Toma nota de los pasos requeridos y fundamentales que debes llevar a cabo para realizar una exitosa dieta cetogénica estándar.

PASO # 1: HAZ UNA INVESTIGACIÓN DE TUS PROVEEDORES

Si tu interés principal a la hora de hacer una dieta cetogénica es llevarlo a través de la estándar por la razón de la calidad de los alimentos, te recomiendo que hagas una pequeña evaluación de quiénes son tus proveedores y la procedencia de tus comidas.

Principalmente debes considerar el tema de las carnes, si es tu interés comer carnes de animales que se alimenten de pasto es ahí donde debes enfocarte. Por parte de los alimentos como los vegetales y otros, en la actualidad cuentas con un gran beneficio como son las tiendas de comida orgánica, esta es una gran opción.

PASO # 2: EVITA LA IMPROVISACIÓN

Lo que no está escrito no tiene base ni fundamento, así que si quieres darle un peso a tu plan alimenticio considera seriamente la idea de crear tu plan de acción a manera de proyecto. Pero más que eso me interesa en este momento que desarrolles tu plan de alimentación. Esto requiere un poco de dedicación, pero no es nada difícil, solo debes hacer un menú con el plan muy específico de lo que vas a comer cada día, incluyendo si es necesario el conteo calórico correspondiente. De esta manera evitarás el abandono de la dieta o infringir tus propias reglas por encontrarte en un momento de apuros sin la idea clara de lo que vas a comer.

PASO # 3: CUIDADO CON LOS ERRORES

Quiero que lo veas de manera adecuada, esto implica un sacrificio, y una vez que lo hayas probado verás que vale la pena, pero realmente puede ser para algunos un verdadero sacrificio y es muy lamentable que por una pequeña tentación pierdas tres o seis días que pudo haberte costado entrar en cetosis.

Fija tu atención en algo muy importante, no debes ceder ante tentaciones, por pequeñas que sean mantente íntegro, pronto estarás agradecido.

De todas formas, hay que tener cuidado con la incertidumbre, si alguna situación cualquiera te hace sentir que has perdido el estado de cetosis procura hacer una buena evaluación de la sangre. Aunque hoy en día saber si estás en cetosis es menos complicado, ya que puedes adquirir en cualquier farmacia las tiras que te ayudan a saber si estás en cetosis o no, es algo como las pruebas de embarazo que te indica de acuerdo a reacciones con la orina.

LA DIETA CETOGÉNICA CÍCLICA DCC (CKD POR SUS SIGLAS EN INGLÉS)

La dieta Ckd, algunos dicen que es el último grito de la moda, en realidad solo quiero ponerla en tus manos porque puede ser de tu interés, y todo lo que quiero en este momento es que no te agobies, sino que veas las distintas opciones de manera que sea total, y absolutamente posible para ti.

¿En qué consiste específicamente?
El punto de partida es exactamente igual que la estándar sin embargo está pensada básicamente para flexibilizar el proceso de cetosis que en algunos casos pude resultar muy difícil para algunos, sin embargo, creo sostenidamente que se trata más de voluntad que de otra cosa.

Presta atención, la idea fundamental es la siguiente, es exactamente igual a la propuesta de la dieta keto estándar solo que esta durará tan solo seis días para luego interrumpirla por un día en el que aumentas la dosis de carbohidratos.

En resumen, la diferencia entre la forma tradicional de la dieta keto y la cíclica está básicamente en la ingesta de carbohidratos.

¿Y qué hay con la pérdida de peso?

Es muy probable que el día mismo en que consumas carbohidratos puedas encontrar una sorpresa en la báscula, posiblemente hayas ganado algo de peso, pero en realidad no es algo de qué preocuparse, esto es porque gracias al carbohidrato tu cuerpo retuvo líquido, pero tan pronto entres nuevamente en cetosis esto pasará.

VENTAJAS DE LA DIETA CÍCLICA

Si consideras el hecho de que posee las mismas ventajas que la dieta estándar, te resultará realmente muy interesante, y te voy a explicar por qué. La razón es que a los beneficios que ya trae consigo la forma clásica de hacer esta dieta se suman elementos adicionales como los siguientes:

- Uno de los beneficios que quiero mencionarte es la capacidad de eliminar toda esa cantidad de líquido acumulado.
- Pero más aún, remueve una gran cantidad de "grasa visceral", que es la grasa que se encuentra alojada entre los intestinos que sin duda alguna puede ser de alto riesgo para la salud humana cuando su cantidad es muy elevada.
- Otra de las cosas y seguro si estás en el gimnasio te pueda resultar interesante, es que quemas grasas sin afectar la masa muscular.

Existen ciertos puntos que debes poner en práctica que van estrechamente ligado al tema de la salud y son los siguientes:

CLAVE # 1: SÉ FRANCO CON TU SALUD

Ten algo muy claro en tu mente, la salud no es un juego así que tienes que tener un especial cuidado y sobre todo mucha sinceridad en este sentido. Considera un par de cosas importantes, la primera es, si padeces alguna patología trata de investigar que puede hacer este tipo de dietas a tu organismo o ponte en control con un médico especialista que te oriente sobre cuán posible y beneficioso será para ti de acuerdo a tu estado de salud.

Pero sobre todo en este modelo de dieta keto debes prestar demasiada atención al tema del hígado, mucho cuidado con el hígado, recuerda que lo estás exponiendo a un trabajo que es bastante exigente.

CLAVE # 2: CUIDADO CON EL DÍA DE BAJA

Debes estar muy atento, pues suele suceder en muchos casos que ese día de baja es el comienzo del fin, ya que una vez que comienzan nuevamente a su dieta normal puede resultar difícil volver al régimen que te ayudará a mantener o a retomar la cetosis. Por eso debes hacer lo que te diré en la clave 3.

CLAVE # 3: OJO CON LOS EXCESOS

Que no te suceda lo que les sucede a los toros cuando salen a las corridas, que tras cierto tiempo de encierro salen con ganas de coger el mundo para ellos, asegúrate que eso no pase con tu alimentación. Tener una semana en un control eficaz del apetito y las tentaciones, no significan que vas a comer con todo lo que encuentres a tu paso, mantente centrado y solo esfuérzate por ser muy equilibrado, sobre todo en la ingesta de carbohidratos.

LA DIETA CETOGÉNICA ADAPTADA DCA

La dieta adaptada o conocida como Dca está diseñada básicamente para aquellos que tienen rutinas fuertes de entrenamiento, de manera que si es esa tu situación esta puede ser una opción magnifica para ti, consiste fundamentalmente en la idea de alternar la dieta con ingesta de carbohidratos un poco más elevada que en los casos de la dieta normal o clásica.

Está permitido el consumo de carbohidratos como un aporte extra para esos días de duro entrenamiento, de manera que brinden un aporte extra al organismo a la hora de realizar las rutinas de impacto.

Sin embargo, tienes que ser muy cuidadoso a la hora de practicarlo sobre todo porque puedes perder tu cetosis si no estás bien atento de algunos elementos puntuales, por ello te daré una serie de consejos, considéralos como parte de nueva vida si has decidido seguir este modelo de alimentación.

CONSEJO # 1: EVALÚA EL TIPO DE RUTINA QUE REALIZAS

Sé muy sensato, no he dicho jamás que este modelo es ideal para todo aquel que va al gimnasio o que realiza algún tipo de ejercicio, recuerda bien lo que dije. Es especialmente para aquellos que realizan ejercicios de alto impacto, es decir, que tienen rutinas que son exageradamente exigentes como por ejemplo el entrenamiento funcional.

CONSEJO # 2: CONSÚMELOS EN LA MAÑANA

En efecto si lo haces en la mañana donde el cuerpo es más efectivo en metabolizar, de manera que al hacerlo en este período de tiempo será más fácil para el organismo deshacerse de los componentes que estos dejan en el cuerpo.

CONSEJO # 3: ASEGÚRATE DE NO HACERLO TAN SEGUIDO

Efectivamente, ten cuidado de no utilizar el entrenamiento como una excusa para repetirlo muy seguido, solo hazlo cuando tu rutina resulte ser verdaderamente intensa, de manera que puedes incluso planificarlo.

LA DIETA CETOGÉNICA SUCIA

Hablarte de este modelo de la dieta cetogénica resulta un poco difícil sobre todo para iniciar, porque, aunque puedo indicarte que se trata de la misma estructura de la dieta cetogénica normal, existe una brecha demasiado amplia entre las diferencias que hay entre una y otra.

La diferencia en este sentido está en que la dieta estándar hay una preocupación amplia por la calidad de los nutrientes y macronutrientes que vamos a utilizar mientras que en la keto sucia (y de ahí su nombre) están despreocupados totalmente por este asunto.

En la forma clásica de la dieta keto debes tener una preocupación por la preparación y procedencia como según te lo había explicado ya en capítulos anteriores. Por su parte la sucia está basada en estar cómodos respecto a todos esos asuntos, es decir, al que aplica este modelo de la dieta no le molesta entre comer carnes naturales o carnes procesadas y esto no es para nada recomendable sobre todo por el tema de la salud.

Así llegamos al final de este capítulo, recuerda lo que te he mencionado. Te he mostrado todos y cada uno de los modelos de dieta cetogénica que se encuentran en este momento. Algunos cuentan con mucho respaldo, otros la verdad es que solo pueden ser producto de las modas que son pasajeras, lo cierto de todo es que está en tus manos evaluarlos todos y elegir el que te parezca más necesario de acuerdo a tus intereses particulares.

Más allá de la realidad de cuál es el que vayas a aplicar, lo verdaderamente importante es que no te quedes solo con una información en tu cabeza, sino que todo esto que te he hablado tenga un efecto en tu vida y te lleve a la acción, te pregunto, ¿Qué piensas hacer?

CAPÍTULO IV
LO QUE DEBES SABER PARA LOGRAR MEJORES RESULTADOS

Ahora quiero invitarte a que evaluemos los aspectos prácticos que debes tomar en cuenta durante el desarrollo y la puesta en marcha de la dieta cetogénica. Por ello te voy a enseñar en este capítulo cómo superar algunas de las situaciones típicas que de seguro vas a enfrentar en todo este cambio que le estás dando a tu vida. Pero fundamentalmente te daré algunas buenas formas de cómo sacar mayor provecho a la dieta y particularmente al proceso de cetosis.

Ten presente algo en tu vida y grábalo para siempre, todo cuanto hagas tiene una mejor manera de llevarse a cabo, y justo es eso lo que quiero obsequiarte en este momento que desde luego no vas a encontrar en otro medio, quiero darte las claves para que cada vez resulte mejor y de una manera más eficaz.

¿CÓMO SUPERAR LA TENTACIÓN DE COMER CARBOHIDRATOS?

Esto es uno de los mayores peligros a los que te enfrentarás en este cambio de alimentación que vas a vivir ahora. Tu cuerpo está acostumbrado a esto, ha sido su fuente de energía durante mucho tiempo de manera que quitarlos del medio no será tarea fácil.

Tu cuerpo comenzará a mandarte algunas señales como fatiga, cansancio, dolores de cabeza y te pedirá a gritos que le regreses su dosis normal de hidratos de carbono. Por otro lado, se puede desarrollar una especie de ansiedad que hará que veas cada vez más apetitoso todos aquellos alimentos sobre todo incluso los que son más refinados

¿Qué debo hacer para superarlo?

Lo primero que debes hacer es estar alerta y ser consciente que estos episodios llegarán casi que inevitablemente pero además de eso te dejaré por aquí una serie de consejos que debes seguir para evitar caer en la tentación.

CONSEJO # 1: CONSUME BUENA CANTIDAD DE GRASA

Lo primero que debes hacer es fácil, nada más se trata de seguir de manera correcta la dieta, y procurar obtener buen aporte de grasas que son excelente en generar una sensación de saciedad, sobre todo el aceite de coco, disfruta de él y conviértelo en tu mejor aliado.

CONSEJO # 2: PLANIFÍCATE

Una cosa importante que debes hacer no es solo soportarla, lo mejor siempre resulta evitarla, de manera que lo mejor que puedes hacer ahora es planificar tu rutina de vida, aléjate de la cocina cuando el resto de las personas de casa están preparando sus comidas normales.

Por algún tiempo es recomendable que te alejes incluso de la mesa, sé que puede sonar mal, pero esto debes hacerlo hasta que fortalezcas bien tu voluntad y te conviertas en una persona de una fortaleza incalculable, esta fortaleza es producto fundamentalmente del hábito, de manera que mientras no hayas creado el hábito mantente lejos.

CONSEJO # 3: USA ALIMENTOS TRAMPAS

No quiero discutir las razones por las que aparecerá la ansiedad, lo que me interesa en este momento es que hay una realidad y es que la ansiedad aparecerá. Ante esta situación el consejo más práctico es que tengas a la mano siempre algún alimento trampa, ¿qué es alimento trampa? Cualquier tipo de alimento, desde luego de los permitidos por la dieta keto que puedas usar como un elemento práctico para superar el atraco de ansiedad.

¿HACER EJERCICIO MIENTRAS ESTÁS EN LA DIETA KETO?

¿Qué deporte te gusta hacer? Es posible que seas de las personas que han tenido poco desempeño en los deportes en la vida, pero quiero decirte algo. Sé que estás aquí porque estás cansado de vivir como has estado viviendo y deseas darle un cambio definitivo a tu vida, a tu salud y a tu apariencia. Si no has disfrutado aun de los grandes beneficios y la satisfacción de realizar algún tipo de actividad física te invito hoy a que puedas hacerlo.

Como te dije anteriormente, una de las maneras más eficaces de lograr la cetosis en el organismo es practicando algún tipo de ejercicio. Sé que posiblemente no hayas hecho esto desde hace mucho tiempo, quizás nunca, de manera que debes ser consciente que no será para nada fácil.

Aún recuerdo un amigo muy cercano que intentó adoptar una dieta particular y al tratar de respaldarla con algo de ejercicio no logró hacer ni siquiera diez minutos. La razón es sencilla, muchas personas suelen ser víctimas de la alta motivación, y estoy convencido que puedes estar rascándote la cabeza pensando ¿Cómo es que se puede ser víctima de la alta motivación?

Lo que sucede querido amigo es que una motivación sin un control te puede llevar a un descontrol, así que tus motivaciones deben estar reguladas por el sentido común, de lo contrario, la motivación se convertirá en un vulgar estado de emoción que no lleva a ningún lugar.

Por esta razón quiero darte algunas claves que puedes poner en práctica para sacar el mayor provecho de tu verdadera motivación.

Sin duda que hacer ejercicios ayuda a la dieta cetogénica, pero el proceso debe ser llevado con mucha meticulosidad. Para poder entender cómo hacerlo de manera eficaz y no morir en el intento sigue los siguientes pasos.

PASO # 1: DESARROLLA EL PROCESO DE ADAPTACIÓN

Lo primero es esto, adapta tu cuerpo, como dije antes, no corras a caer víctima de un atraco de emoción, las emociones no son garantía, de hecho, al entrar en cetosis uno de los síntomas que se harán presente es el desgano, de manera que en este punto de nada servirá en este momento las emociones que acumulaste, todas saldrán corriendo.

Entonces dos cosas que debes hacer, la primera es ir de menos a más, la segunda es estar bien planificado.

Cuando digo ir de menos a más se trata de que antes de tomar un ritmo severo en la práctica de algún ejercicio comiences con acondicionamiento de tu cuerpo. Entonces, sin importar cuál pueda ser la disciplina por la que te vas a ir comienza adaptando tu cuerpo a la idea de ejercitarte tomando inicialmente una rutina como caminar. Inicialmente camina 15 minutos al día por lo menos por una semana, luego auméntalo de quince a treinta minutos, una semana más y al culminar esta elévalo de treinta a sesenta minutos diarios de caminata.

PASO # 2: ESCOGE PREFERIBLEMENTE EL GIMNASIO

Antes de explicarte esto quiero aclarar una cosa, cualquier deporte o práctica de ejercicio que elijas es productivo, y sin duda que te ayudará a mejorar el proceso de cetosis. Esto con la intención de no arruinarte el momento si ya tienes en tu mente algún tipo de ejercicio o disciplina que te gusta, ¡vamos, adelante! Nada debe detenerte.

Además, quisiera agregar que jamás es tarde para empezar algo nuevo en tu vida y mucho menos si esto se traducirá, como en efecto lo hará, en bienestar y salud integral.

Ahora, dicho todo lo anterior quisiera explicarte una cosa, lo que estamos buscando en este momento es activar de manera más efectiva la cetosis, entonces no hay duda debes ir al gimnasio ya.

El trabajo de pesas es ideal para todo este proceso, te diré por qué. Nuestro cuerpo normalmente acumula reservas de glucógeno en los músculos, pero además en el hígado, las formas de eliminar estas reservas son dos, la primera es el ejercicio de intensidad con pesas, para limpiar los músculos, y en cuanto al hígado lo mejor son las rutinas de ejercicios HIIT.

¿Qué son las rutinas HIIT?
Las conocidas y famosas rutinas hiit se tratan de ejercicios de intervalos de alta intensidad. Es decir, esto consiste en un grupo de ejercicios variados alternando entre pesas, cardiovasculares y máquinas en periodos cortos de cada ejercicio, pero con alta intensidad.

PASO # 3: SÉ CONSTANTE

Asegúrate de convertir la práctica de ejercicio en un hábito, de lo contrario nada vas a lograr. Mi abuelo siempre decía que una sola rama no hace nido y esto es una gran verdad, con tomarte un día a la semana no tiene ningún sentido, convierte la rutina de hacer ejercicio en una constante de tu vida.

¿QUÉ SE PUEDE ESPERAR AL ENTRAR EN CETOSIS?

Te lo explicaré, aunque quizás hemos hablado antes de esto, se me hace necesario hablarte de aquellas cosas que normalmente van a suceder una vez que hayas entrado en cetosis.

En primer lugar, me gustaría señalarte todos los efectos que sentirás como consecuencia de este proceso, y luego lo que realmente quieres oír, es decir los resultados que estabas buscando desde el mismo día que decidiste tener este volumen en tus manos.

Sé que te he hablado de esto antes, pero me interesa brevemente recordarte lo que empezarás a vivir en cetosis: irritabilidad, algo de mareos, quizás algunas náuseas y mal aliento o halitosis, esto es completamente normal.

Pero en sí ¿qué es lo que podemos esperar como resultado de la cetosis? Es fácil y es que ya lo hemos visto. El beneficio fundamental es lograr perder peso y la grasa acumulada en nuestro cuerpo, pero esto no solo se traduce en algún beneficio de aspecto físico, sino que en el proceso irá generando otra serie de beneficio de los que no te he hablado aún.

BENEFICIOS PSICOLÓGICOS

Y este es uno de los mejores aportes que se desprenden de este proceso fantástico. No ver resultados de manera rápida es la razón principal de la deserción de cualquier modelo de dieta que puedas haber intentado, lo sé, pero además es justamente la razón principal por la que es tan motivante la dieta cetogénica por la sensación de bienestar que se consigue a través de esta.

En este momento tengo un propósito bien claro y definido, necesito que tengas una relación amigable con la cetosis, para eso debes ser lo más objetivo posible, la objetividad de la que hablo es en relaciona a tu manera de relacionarte con todo lo que implica lograr la cetosis.

No intento atemorizarte, en ninguna manera, al contrario, como acabo de decirte, solo intento que tengas una relación amistosa o saludable con la cetosis.

Esto tiene su razón de ser, ya te he mostrado con anterioridad cuál es la manera más efectiva de entrar en cetosis, te he dado los pasos adecuados y estoy seguro de que tu determinación te ha llevado a poner en práctica los principios que te he enseñado. ¡Una cosa es invocar al diablo y otra es verlo venir! Esta frase era muy popular del abuelo cuando trataba de enseñarnos la diferencia que hay entre lo teórico y lo práctico. Este es mi enfoque en este momento, sé bien que tener una información no se compara en nada con los verdaderos efectos de esa información que se ha recibido.

Así que es muy posible que estés a punto de comenzar a experimentar en carne propia qué es la cetosis. Dado esto que te acabo de decir quiero ponerte al día en este sentido, ¿Qué debes esperar de todo esto?

PREPARA TU MENTE

No dejes que nada te tome por sorpresa, prepárate mentalmente, pues ya sabes que es posible que desarrolles altos niveles de estrés en un punto dado de todo este proceso, debes manejar un estricto control de todas tus emociones, de manera que ellas no ejerzan dominio sobre ti.

Esto no debe ser tomado a la ligera, el estado emocional puede ser uno de los elementos en contra de tu objetivo, por esto debes considerar con mucho respeto todo lo que te estoy indicando ahora, un estado mental indebido es una fuerza casi indetenible y es fácil que debido a ello puedas abandonar incluso antes de empezar a ver algún resultado.

Te lo explicaré con un ejemplo claro, ¿has visto a un individuo que va a tomarse unas copas con sus amigos y asegura que serán solo dos y luego a casa? Muy posiblemente tan pronto cambie el estado emocional de esta persona cambiarán sus prioridades, de manera que esas dos copitas se convierten en tres, cuatros y seguramente una noche completa de tragos. Sin duda que no hay algo mejor que desarrollar un buen dominio propio, pero lo más recomendable siempre será que no te expongas a la posibilidad de cometer el error.

Otra de las razones por las que debes estar preparado mentalmente es por la posible reacción del entorno ante tus nuevos hábitos alimenticios, observa bien lo que te diré, la mayoría de los seres humanos andan por la vida sin control ni conciencia, actúan por inercia, es decir, andan de manera mecánica, pero solo basta con que tomes conciencia en algo, todos van a asegurar que son expertos en esa materia y comenzarán arrogantemente a decirte qué debes y no debes hacer. Seguramente van a llegar voces externas a decirte que no está bien lo que estás haciendo, otros dirán que no está mal, pero asegurarán que ellos tienen una mejor manera de hacerlo, no faltará el inconstante que ya lo intentó y según él "no funciona" sin contarte claro está, que cuando estaba solo se comía a escondidas los helados del hijo que estaban en la nevera.

No voy a negar las posibles buenas intenciones de algunos, pero solo míralos como observaciones, recomendaciones y nada más, para ello tú has tenido el valor de ponerte al día y hacerte de la mejor herramienta que es efectivamente la que ahora lees.

Sé constante y aplica la rigurosidad que se requiere para lograrlo y aplica tú mismo los principios y saca tus propias conclusiones, luego le cuentas a todos ellos los resultados. Te daré algunos consejos que debes tomar en cuenta para prepararte correctamente para llevar a cabo todo el proceso de la cetosis.

CONSEJO # 1: HAZ PRÁCTICAS DE MEDITACIÓN PARA RELAJARTE

Tratar de mantener un estado de relajación es vital en este punto, no dejes que el humor se convierta en tu enemigo, es completamente normal que tus estados emocionales se alteren, no debes sentir ningún tipo de culpa por ello, pero sí puede ser irresponsable que ante el conocimiento de esta realidad no hagas nada para mantenerte a salvo.

Existen muchas variedades de métodos de relajación, elije el que quieras y el que se adapte más a tus principios, lo importante es que aprendas bien la forma de relajarte de manera que cuando lleguen esos momentos de descontrol emocional puedas mantener el control.

CONSEJO # 2: DESARROLLA TU INTELIGENCIA EMOCIONAL

No solo se trata del estrés, son muchas las emociones que pueden verse involucradas en este proceso, por ejemplo, el coraje, la depresión y otros, siempre va a depender de tu temperamento, por eso te recomiendo que pongas especial atención en el control de las mismas.

¿Qué es la inteligencia emocional?
Cuando digo que desarrolles tu inteligencia emocional no estoy diciendo de ninguna manera que no seas inteligente, ya que no estoy hablando de tu coeficiente intelectual, me refiero específicamente al manejo de tus emociones. ¿Cómo se hace esto? Pues siendo consciente del origen de tus emociones y el punto final al que te llevan las emociones.

Por ejemplo, un detonante emocional es cualquier elemento que puede ser percibido por los sentidos y hace que tu mente reaccione en función de esto que ha percibido. Digamos que el hambre y la necesidad de la dosis diaria de azúcar a la que has tenido como costumbre darte se hacen presente de manera intensa, esto es el detonante de una emoción, en algunos se puede manifestar rabia, en otros tristeza u otros sentimientos, esto te lleva a crear un estado de alerta inconsciente que va a terminar en una acción, esa acción puede ser buena o mala dependiendo cuál sea el caso.

Si las emociones no están bajo control es posible que esas emociones te dominen y terminen por hacerte ceder ante la "necesidad" que tu cuerpo está presentando.

La inteligencia emocional radica en eso, en identificar claramente los detonantes de tus emociones y cuál es el fin al que te va a llevar todo eso. Así que, cuando a lo lejos ves que se acerca un detonante emocional te pones en alerta para asegurarte de no cometer la acción incorrecta.

CONSEJO # 3: ELIMINA LOS OBSTÁCULOS ANTES QUE APAREZCAN

Quiero ser insistente contigo en eso, lo mejor es desarrollar la voluntad, pero para mí siempre será un paso adelante si evitas tener que hacer ese uso de la voluntad, así que olvida por un momento tu ímpetu gladiador y mejor elimina a los enemigos incluso antes que estos se conviertan en enemigos.

Lo que estoy diciendo es que elimines de tu lista de compra todos esos alimentos que generalmente resultan atractivos para ti, como ya te he dicho antes ni siquiera hay necesidad de entrar al supermercado, cambia hábitos y de cualquier tipo de situación que te enfrente a la posibilidad de caer víctima de la tentación.

CONSEJO # 4: OLVIDA LOS ARGUMENTOS

No estás en la obligación y menos en la necesidad de convencer a nadie de que estás haciendo lo correcto, y quiero que lo veas de forma muy objetiva, no te estoy proponiendo convertirte en una persona arrogante, solo escucha las propuestas que la gente hace y ya, no te conviertas en un defensor de la dieta cetogénica, tú estás aquí solo con un propósito y es mejorar tu salud, perder peso de manera eficiente y verte mejor.

CONSEJO # 5: CONSULTA A TU MÉDICO

A quien sí debes poner al tanto es al médico, infórmale sobre tu decisión de cambiar los hábitos alimenticios y el plan de alimentación que ahora llevarás, mantenlo al tanto de los síntomas físicos que estés sintiendo y sigue sus recomendaciones profesionales.

Todo lo que quiero con esta serie de recomendaciones que te he dado es que no te tome nada por sorpresa, son apuntes importantes que se van a ser enriquecedores para tu vida, de modo que te servirán para ampliar más las posibilidades de garantizar el éxito en tu meta.

ASPECTOS POSITIVOS GENERALES DE LA DIETA CETOGÉNICA

Te lo explicaré, aunque quizás hemos hablado antes de esto, se me hace necesario ponerte al tanto de aquellas cosas que normalmente van a suceder una vez que hayas entrado en cetosis.

En primer lugar, me gustaría señalarte todos los efectos que sentirás como consecuencia de este proceso, y luego lo que realmente quieres oír, es decir los resultados que estabas buscando desde el mismo día que decidiste tener este volumen en tus manos.

Sé que te he hablado de esto antes, pero me interesa brevemente recordarte lo que empezarás a vivir en cetosis: irritabilidad, algo de mareos, quizás algunas náuseas y mal aliento o halitosis, esto es completamente normal.

Pero en sí ¿qué es lo que podemos esperar como resultado de la cetosis? Es fácil y es que ya lo hemos visto. El beneficio fundamental es lograr perder peso y la grasa acumulada en nuestro cuerpo, pero esto no solo se traduce en algún beneficio de aspecto físico, sino que en el proceso irá generando otra serie de beneficios de los que no te he hablado aún.

Los beneficios psicológicos son uno de los mejores aportes que se desprenden de este proceso fantástico.

No ver resultados de manera rápida es la razón principal de la deserción de cualquier modelo de dieta que puedas haber intentado, lo sé, pero además es justamente la razón principal por la que es tan motivante la dieta cetogénica por la sensación de bienestar que se consigue a través de esta.

Voy a hacerte una breve lista de aquellos beneficios psicológicos que debes esperar una vez que hayas entrado en cetosis.

ALTOS NIVELES DE MOTIVACIÓN

En efecto mi amigo, como te he venido señalando, de hecho, que se puede considerar como uno de los mayores beneficios, las dietas por lo general son factores de estrés, fatiga emocional, al humor entre otros, y esta cualidad se incrementa más aun cuando nuestro cuerpo entra en estado de crisis por la tensión que genera los cambios de hábito en el tema de alimentación.

Si le sumas a toda esa crisis que te acabo de mencionar el hecho de no encontrar un fuerte impacto motivacional como resultados tangibles, es casi inevitable caer en desganos y abandonar la meta que te has propuesto.

Este es una de las más grandes ventajas que vas a encontrar en la dieta cetogénica, todo consiste en trabajar con inteligencia y hacer las cosas de manera adecuada, de manera que logres entrar en estado de cetosis.

Parece contradictorio, pero una de las cosas que genera fuerte estado de motivación puede incluso ser los síntomas adversos, estos son señal de que estas entrando en el proceso necesario para lograr tus objetivos.

DESARROLLA TU SEGURIDAD PERSONAL

Una de las características principales de la mayoría de las personas que sufren de problemas de obesidad es el tema de la inseguridad, no quiero de ninguna manera tratar de tapar el sol con un dedo, y aclaro que más allá del tema de salud (que es el único que en realidad importa en este momento), existe una enorme barrera mental llamada estereotipos.

Los estereotipos que impone nuestra sociedad, al parecer están diseñados para crear complejos, baja autoestima, y todo esto lleva a que muchos individuos que no cumplen con los estándares de los estereotipos que impone la sociedad desarrollen niveles muy elevados de inseguridad.

¿Qué puede ayudarlos a desarrollar la seguridad en sí mismos? Uno de los medios infalibles para recuperar la confianza perdida es tomando el control de tu vida. Observar que esto es posible una vez hayas dominado el proceso de la cetosis te ayudará a creer en ti mismo y a nunca más perder la confianza en ti.

He visto cambios en la estructura mental de tantas personas que aun cuando algunos incluso han vuelto por descuido o por la razón que sea a aumentar de peso, vuelven las libras de más a su cuerpo, pero sin esos niveles enfermizos de culpa, ellos saben que tarde o temprano pueden revertirlo porque tienen el control de su vida y la herramienta número uno para lograrlo, la cetosis.

GENERA CONSTANCIA

Piensa bien en algo, ¿Cuál es el mayor causante de la inconstancia?, no cabe ninguna duda que la respuesta es "pocos resultados a la vista", observa a tus hijos jugar con la consola, ¿has notado cuáles son los juegos que más le divierten? Desde luego que aquellos en los que obtienen los mejores resultados.

Es una condición natural del ser humano, de manera que uno de los mejores efectos que encontrarás en todo este fantástico proceso será un impacto tan positivo que difícilmente querrás abandonar una vez comiences a ver los resultados esperados.

BENEFICIOS FÍSICOS

Luego de lo que acabo de mostrarte en relación a los beneficios psicológicos, quiero hacer una breve descripción fuera de las que ya te he mencionado antes, de los beneficios que pueden verse reflejados en tu exterior que hacen de este modelo, una opción fantástica, razón por la que debes sentirte afortunado de haberte encontrado con este sistema de alimentación que sin duda alguna cambiará tu vida.

MEJORA TU IMAGEN

¿Cuándo fue la última vez que fuiste a la piscina sin complejos? Aunque estos complejos como ya he dicho antes están basados en estereotipos sociales creados en conceptos completamente subjetivos con relación a lo que es la belleza, la verdad es que el impacto que esto tiene en la psiquis de la gente es innegable.

Mi sueño en este momento es que puedas ir de manera confiada y sin complejos de ningún tipo a la piscina o la playa, y que cuando estés ahí solo te enfoques en disfrutar el momento, y no estar preocupado o preocupada en la manera que la gente puede estar mirándote, lo bueno es que sé que este sueño se hará realidad pronto.

MEJORA EL ASPECTO DE TU PIEL

Muchos son los estudios que hablan de esto, incluso contrario a la creencia de algunas personas llenas de prejuicios más que de objetividad, se ha comprobado la estrecha relación entre la dieta cetogénica y el control del acné, disminución de estrías y celulitis.

ES UN BUEN TRATAMIENTO PARA EL SÍNDROME DE OVARIO POLIQUÍSTICO

Los resultados de varios análisis en ese sentido indican que, tras evitar los picos de insulina, objetivo principal de la dieta cetogénica que te ayuda a entrar den cetosis, dieron como resultado un aumento de las hormonas andrógenos, esto reduce de manera considerablemente el síndrome de ovario poliquístico y amplía las posibilidades de mejorar la fertilidad.

Esto que te acabo de mencionar se suma a la larga lista de beneficios, sin embargo, me gustaría ponerte cara a cara con los resultados que inevitablemente sucederán en tu vida con el aspecto social.

BENEFICIOS SOCIALES

Todos los efectos psicológicos que hay en cada individuo de manera interna se ven irremediablemente reflejado en su mundo exterior, de manera que una persona emocionalmente enferma muy seguramente será una persona con una situación social que no será de ninguna manera la más saludable.

MEJORA TUS RELACIONES SOCIALES

De forma objetiva, una persona que ha mejorado sus niveles de autoestima es una persona que podrá relacionarse de mejor manera con su entorno. Ya hemos dicho que uno de los principales beneficios en el ámbito psicológico es el aumento significativo de la autoestima, así que tu relación con la sociedad será una relación más saludable.

1. SE INCREMENTA TU EMPATÍA

Indudablemente, poder entender mejor la situación que otra persona esté viviendo es haberla vivido, así que enfrentarte a una sociedad que por sus ideas dislocadas tiende a generar sufrimientos en muchos, no cabe duda de que nunca estará mal servir de bálsamo para aquellos que pueden estar atravesando situaciones similares.

2. DESARROLLA LA CAPACIDAD DE TU MOTIVACIÓN AL LOGRO

Efectivamente como lo mencioné en el caso anterior una autoestima saludable es una posibilidad maravillosa de emprender el cano en muchas direcciones, una de esas direcciones que es esta, lograr lo que te propones, eres una persona segura, y eso te garantiza que verás de otra forma los restos de la vida.

CONTROL DE LA CETOSIS

Una de las cosas que quiero que observes con mayor detenimiento respecto a la cetosis es poder evaluar correctamente tu manera de manejarte con ella, tener un amplio dominio de la cetosis te ayudará a tener mayor efectividad en su desarrollo.

Por eso quiero poner en tus manos los mecanismos necesarios para que logres llevar a cabo un perfecto control de este procedimiento. ¿Qué es lo que se necesita para controlar la cetosis? la manera fundamental es indudablemente el conocimiento lo más amplio posible de este método, quiero darte una serie de consejos que van a servir para explicarte de qué manera debes prepararte para llevar a cabo este control.

CONSEJO # 1: APRENDE A DISTINGUIR LOS SÍNTOMAS

Ya sabes los efectos que pueden suceder en tu cuerpo cuando entras en cetosis, pero esto debe trascender al mero conocimiento teórico, debes aprenderlo casi de memoria, así que en medio de la cetosis aprende a leer las señales de tu cuerpo.

Posiblemente en algunos se manifieste mayormente unos síntomas más que en otros, esto va a depender generalmente de factores muy diferenciales de cada cuerpo en particular, sin embargo, como regla general todos van a experimentar lo mismo, así que aprende a conocer esas señales que arroja tu cuerpo.

CONSEJO # 2: ELABORA UN CONTROL ESTRICTO

Quiero que sepas algo importante, lograr entrar en cetosis es un proceso que puede resultar fácil para algunos, sin embargo, si eres una persona que tiene un consumo muy alto de proteínas y/o carbohidratos en tu estilo de vida considera con mucha seriedad y presta la atención debida al hecho de que posiblemente tardará un poco más lograrlo.

La determinación es el ingrediente necesario, ten paciencia, algunos entran en cetosis en dos días, otros pueden hacerlo en siete días incluso más de una semana. Lo que quiero es que seas estricto con el control que debes llevar con tu alimentación y no rompas las reglas.

Una vez que hayas detectado que se activó la cetosis en tu cuerpo, saca provecho de ella, a lo menos quince días (esto dependerá del modelo que elegiste) y aunque no es realmente aconsejable que salgas y entres, lo mejor es mantenerte en tu estado de cetosis hasta que hayas logrado los objetivos, por el momento te recomiendo que lo hagas a lo menos una o dos veces para que te familiarices con el proceso, de manera que si tienes un desliz puedas mantener una claridad de si estás o no en cetosis.

CONSEJO # 3: DISFRUTA DE LOS AVANCES

Aunque no hay nada mejor que conocer nuestro cuerpo y saber perfectamente el significado de las señales que este eventualmente nos arroja, no cabe duda de que debemos ser abiertos a los avances que hay en todos los rubros de la vida.

La dieta keto no escapa de esto, por ello una de las maneras de controlar de la mejor manera la cetosis y saber en qué fase te encuentras es utilizar una herramienta que puedes encontrar en cualquier farmacia.

Las cintas reactivas son una herramienta que funciona muy parecido a las pruebas de embarazo, básicamente lo que debes hacer es tomar una pequeña muestra de tu orina e introducir la parte indicada de la tira, esta reacciona cambiando de color de acuerdo a los niveles de concentración de cetona en la orina, tras introducirlo en la muestra de orina, este cambiará de color mostrando incluso la intensidad o los niveles de concentración de cetona en la orina, indicando en qué fase de la cetosis te encuentras.

CAPÍTULO V
APERITIVOS EN LA DIETA CETOGÉNICA

Bienvenido nuevamente, a partir de este momento quiero premiarte por haber seguido al pie de la letra cada uno de los pasos y consejos que te he venido enseñando, ha llegado un momento muy importante, y se trata de empezar a ver de manera tangible y palpable cómo es un proceso de alimentación de la dieta cetogénica.

Antes me gustaría aclarar unas cuantas cosas, lo primero que quiero que sepas es que no se trata de ningún método que te ponga a pasar hambre de manera inclemente, hay muchas estrategias en tu plan de comida que puedes llevar a cabo de manera que equilibres esta situación.

Por lo general, cuando lleguen los ataques de ansiedad van a ser fundamentalmente de carácter mental pues la propuesta alimenticia de la dieta keto es una alimentación que por sus propias características genera una sensación muy alta de saciedad.

Recuerda que la dieta cetogénica está basada en la eliminación del azúcar en el torrente sanguíneo, así que no es altamente relevante los horarios (aunque sí tiene su importancia) así que puedes hacer una distribución de tus comidas a fin de que no estés largas jornadas de hambre.

En este capítulo te voy a hablar de uno de los elementos que te ayudarán a mantener esa posible ansiedad bajo control, esas pequeñas porciones de comida que sirven para calmar la ansiedad que puede aparecer entre comidas.

Aunque en realidad la razón de ser de los aperitivos es ingerirlos mientras esperas tu plato fuerte, en este momento te lo voy a dar como una oportunidad para que mantengas a raya tu deseo de comida.

¿QUÉ COMER ENTRE COMIDAS?

Vamos a ver por un momento una realidad, a medida que vas desarrollando tu dieta keto la vida va transcurriendo con toda normalidad, de manera que muchas son las causas que pueden mantenerte lejos en cuanto a horario o distancia entre tu ración de comida basadas en el menú de la dieta keto y tú.

Por esa razón es que se hace vital que tengas un plan "V", debes tener una estrategia a la mano para esos momentos que estando lejos o quizás aun en casa con acceso a tu comida puedas mantener el hambre a raya.

No lo veas insignificante mi amigo, recuerda que te hablé de la importancia de estar preparado, pues esta es una de las formas de mantenerte activo, es tu deber a partir de este momento, tener acceso a un snack. Quiero darte una serie de recetas a continuación en la que te explicaré los beneficios y el aporte que hará a tu cuerpo cada uno de los aperitivos que estaré mencionando.

Pero antes voy a darte las claves que necesitarás para tener en cuenta a la hora de elegir los aperitivos que vas a consumir durante tu día.

CLAVE # 1: PREPARA TU MENÚ

Evita por todos los medios posibles la improvisación, el mejor enemigo del éxito en este sentido es improvisar, por esta razón debes desarrollar un menú con una extensa lista de preparaciones de tus aperitivos. Alguna vez me llegó a suceder que, por no tener un plan claro, y ante la ansiedad que suele surgir corrí el riesgo de perder la cetosis por incluir elementos en los aperitivos que no eran los correctos.

CLAVE # 2: ELABORA UNA LISTA DE TUS INGREDIENTES

Hacer tu check list, es una estrategia utilizada en restaurante para mantenerse al día con todas sus provisiones, la manera de lograr que nunca te falte nada en tu despensa y refrigerador para llevar a cabo tus recetas y aperitivos es sin duda alguna a través de esta estrategia.

Divide una hoja en tres columnas, la primera se va a llamar "producto", en esa columna vas a colocar uno sobre otro todos los productos que necesitas para llevar a cabo la preparación de cada uno de tus aperitivos.

La siguiente columna se va a llamar "existencia", en esta vas a marcar en cada casilla correspondiente la cantidad que posees en tus reservas o con un X en caso de que se haya agotado, y la columna final será la de comprar, allí como consecuencia de la columna anterior vas a colocar la cantidad que vas a comprar de dicho producto, basándote siempre en lo que ya posees, la idea es que hagas una buena administración de tus productos y no excedas los gastos.

CLAVE # 3: PROCURA LOS MEJORES PRODUCTOS

Y no me estoy basando en una idea subjetiva, sino lo más objetiva posible, aunque te aconsejo que procures productos frescos, te enfoques más que todo en recetas lo más naturales posible y evites los alimentos procesados.

Usa las ideas que te planteo ahora, sin embargo, tienes la libertad de jugar con esas ideas y realizar tus propias creaciones, estoy seguro de que realizarás cosas maravillosas, solo recuerda que siempre sea dentro del marco de lo permitido.

BROCHETAS DE ACELGA, JAMÓN Y QUESO

Sé que a algunos se le frunce el ceño cuando le mencionan la acelga fundamentalmente por temas de prejuicios, que triste de verdad que en muchos de nuestros hogares nos han mantenido tan distante de alimentos como estos que en realidad deberían ser los números uno en componer nuestro menú.

Se ha ignorado durante mucho tiempo los beneficios reales que aporta este maravilloso alimento que a partir de hoy vas a convertirlo en uno de los manjares para calmar tu ansiedad.

En primer lugar, 100 gramos de acelga tienen casi la misma cantidad de calcio que la leche, así que es un excelente alimento para consumir cuando llegan los años avanzados y los padecimientos de los huesos se asoman, aunque siempre será mejor prevenirlos así que a comer brochetas de acelga todo el mundo.

TE CUIDA CONTRA LAS ENFERMEDADES DEL CORAZÓN

Efectivamente, la acelga te ayuda a mantener bajo control la presión arterial, esto gracias a sus antioxidantes, además de los fitonutrientes que se encargan de regular todo este proceso. Pero debemos sumarle a todo lo que te acabo de mencionar el hecho del maravilloso aporte que tiene en vitamina K, cobre y hierro, todos estos se encargan de mejorar los procesos sanguíneos, por ejemplo, ayuda a la coagulación de la sangre y la regulación de la circulación.

Lo recomendable siempre será adquirir el producto el mismo día que se va a consumir, no es recomendable comprar para almacenar ya que en la heladera va perdiendo propiedades, una vez en casa, lavarlas bien introduciéndolas en un envase con agua fría y vinagre, por solo 30 segundos luego sacarlas y colocarlas bajo el chorro de agua.

Para que no pierdan sus propiedades lo recomendable es cocinarlas al vapor no por más de tres minutos, sin embargo, sino cuentas con una vaporear puedes hacerlo blanqueándolas solo por dos minutos y luego enfriarlas con mucho tacto tratando de no romperlas.

Ingredientes para las brochetas.
- 3 hojas de acelgas de acelga de tamaño regular
- 3 lonchas de queso (el de tu preferencia)
- 3 lonchas de jamón crudo de cerdo

PREPARACIÓN

Una vez blanqueados las hojas de acelga lo siguiente que harás será extender sobre la mesa las hojas de acelga, colocar encima de cada hoja una loncha de jamos y una de queso y enrollar, cortar en trozos pequeños y pinchar con palillos de madera.

Es una receta muy sencilla y además deliciosa, de hecho, puedes acompañarlo con algún aderezo a base de mayonesa como salsa tártara de limón. Procura elegir algún queso que posea un alto contenido graso, la idea de esto es generar una sensación de saciedad. Procura siempre el jamón crudo, ya que la mayoría de los embutidos poseen ciertos niveles de harina como componentes para estabilizarlos.

SEMILLAS DE CALABAZA TOSTADAS

Cortar la calabaza y con el mismo cuchillo raspamos el interior de la calabaza directo sobre el recipiente de la basura y allí lanzamos todas las maravillosas semillas de este delicioso alimento.

Alguien dijo que la ignorancia peca por atrevida, y la verdad es que hemos repetido esto comúnmente por un profundo desconocimiento que tenemos respecto a muchas cosas de las que nos rodean, un ejemplo práctico es esto, incluso, creo que puede ser una buena idea de negocio para alguien a través de una buena campaña convertirse en el portavoz de las semillas de calabazas y poner una empresa de procesamiento y distribución de este alimento que además de la inmensa cantidad de beneficios que aporta al cuerpo humano es altamente delicioso como el maní pero incluso más económico.

1. La semilla de calabaza es uno de los alimentos con más cantidad de concentración de zinc, por esta razón es altamente recomendable para pacientes con problemas de osteoporosis.
2. Es un excelente desinflamatorio, por lo que es muy recomendable que lo usen las personas que padecen artritis.
3. Es una fuente maravillosa de omega 3.
4. Muchos estudios han demostrado que la semilla de calabaza es un aliado número uno para el control de los efectos de la diabetes, esta ayuda a mejorar la regulación de la insulina y previene las posibles complicaciones de esta enfermedad.

5. Algunos estudios también revelan la mejora que han mostrados las mujeres en proceso de menopausia con el consumo de semilla de calabaza.

En fin, son muchas las características que se pueden mencionar sobre este maravilloso alimento, y sin duda es ideal como acompañante para realizar tu dieta keto, puedes preparar pequeños paquetitos que puedes llevar para el trabajo, o puedes guardar en tu coche para esos momentos en que el hambre llegue en momentos específicos que no estés en casa.

PASOS PARA PREPARAR SEMILLAS TOSTADAS

Los ingredientes que vas a necesitar son:
- Aceite de oliva virgen extra
- Calabazas
- Sal al gusto y especias

La preparación es sumamente sencilla, no tomará más de 30 minutos, debes partir las calabazas y con una cuchara sacar las semillas, colocarlas en un colador y lavar con cuidado hasta separar los filamentos. Una vez lavadas, dejar escurrir hasta que estén bien secas, si lo prefiere puede pasarlos por papel absorbente.

Una vez que estén bien secos colocar en bandejas planas sobre papel parafinado bien extendidas sobre la superficie de la bandeja, rociar el aceite de oliva y condimentar con sal al gusto y especias si lo desea. Introducir al horno precalentado a 180° y hornear durante siete minutos, luego remover, bajar el horno a 100° y hornear otros 7 minutos, dejar enfriar.

APIO CON ACEITUNAS Y ADEREZO DE QUESO

A continuación, te presento una de mis favoritas, puedes usarla incluso para sorprender a tus invitados, es muy versátil para presentar en montajes de fiestas y su sabor es sumamente delicioso, aunque mucho de prejuicio suele haber también por esta hierba, lo cierto es que su sabor intenso es tan cautivante que dentro de la alta cocina es un componente vital.

Una de las bases de la cocina son los fondos que sirven de base para los veloutés y uno de los componentes fundamentales para estos viene a ser justamente el apio, los factores beneficiosos de este delicioso alimento cuya versatilidad no radica solo en la capacidad que posee de presentarle de manera artística en una mesa, sino que tiene infinidades de preparaciones y usos que se les puede dar.

Puedes usarlo para tus consomés, para guisados, sopas, potajes, incluso en infusiones con propósitos medicinales, lo cierto es que los aportes a tu salud y alimentación son muy grandes.

- Tiene una gran cualidad depurativa. Uno de los componentes químicos del apio es el potasio y gracias a este componente se estimula la producción de orina en el organismo.
- Al igual que la acelga contiene un alto contenido de vitamina K de manera que es excelente para la coagulación de la sangre.
- El apio es muy recomendable para las personas con artritis, dado igualmente por su alto contenido de antioxidantes.

- Está comprobado que es muy útil para bajar los niveles del colesterol.
- Una cualidad fantástica es que es un buen ingrediente para mejorar los procesos digestivos y además es antiflatulento.

La lista puede seguir y serían muchas líneas dedicadas a los beneficios de esta hierba maravillosa, sin embargo, creo que te he dado una de las mejores características que sin duda lo convierten en una buena opción para este nuevo programa de alimentación.

Otro de los ingredientes que utilizaremos para esta receta es incluso más amplio el nivel de aportes que hace a tu cuerpo, estamos hablando de la aceituna, en primer lugar, el sabor, es realmente increíble y delicioso y por otro lado los beneficios que brinda son innumerables.

- Las aceitunas son una rica fuente de vitamina A y C.
- Contiene una importante cantidad de aceites esenciales como omega 3 y 6.
- Debemos sumarle algo muy importante como la presencia de tiamina, esta es excelente para mejorar el funcionamiento del sistema nervioso.
- Las aceitunas contienen buena cantidad de calcio, por esta razón es recomendable su consumo incluso desde la niñez para la perfecta formación ósea.

Antes de darte la receta que nos ocupa en este momento quisiera darte tres tips interesante relacionados con el consumo de esta maravillosa fruta.

TIPS # 1: CONSÚMELAS A DIARIO

Los expertos en alimentación y nutrición están todos de acuerdo en que se deben consumir al menor siete aceitunas al día, hacerlo de manera cotidiana nos permitirá absorber más de sus componentes incluso que los que se pueden obtener de comprimidos medicinales.

TIPS # 2: USA SU HOJA PARA INFUSIONES

La hoja del olivo es maravillosa para lograr muchos efectos curativos también, pero uno de los efectos más interesantes y de las razones por la que es muy utilizada es por su cantidad de antioxidantes.

TIPS # 3: INCLÚYELO EN TODAS TUS COMIDAS

Esta fruta es muy versátil y muy generosa se adapta fácilmente a cualquier menú y su sabor es completamente armonioso con casi cualquier comida, por ejemplo, puedes hacer ricos chimichurris para la carne a partir de esta delicia mediterránea.

PASOS PARA PREPARAR APIO CON ACEITUNAS Y ADEREZO DE QUESO

Para preparar este bocadillo necesitarás lo siguiente.

- 6 tallos delgados de apio
- 1 queso crema en su presentación de 350 g
- 65 g de aceitunas verdes o negras
- 1 pimiento rojo
- Perejil
- Cebolla de verde o ciboulet
- ½ Cebolla de cabeza

Preparación

Para la crema: colocar el pimiento entero directo sobre el fuego de la estufa a fuego medio bajo, girar constantemente hasta que vaya rostizando de manera uniforme, una vez que se encuentre rostizado por todos lados quitar del fuego y dejar enfriar.

Cortar la cebolla de cabeza y el ciboulet en bronoise muy pequeños junto con las aceitunas, luego agregas en un volt el queso crema y mezclas con el resto de los ingredientes, una vez enfriado el pimiento, debes cortarlo a la mitad quitar toda la semilla y la cascara quemada con mucho cuidado ayudado por un cuchillo, finalmente cortar muy pequeño y agregar a la mezcla, revuelves todo bien, si lo prefieres puedes agregar unas gotas de tabasco.

Finalmente tomas el lado más delgado de los tallos de apio y en la parte curva o hueca colocamos la mezcla con una cuchara.

HUEVOS RELLENOS CON GUACAMOLE

Te voy a hablar en este momento de dos ingredientes estrellas de la dieta cetogénica, los huevos y el aguacate, el aguacate por su buen aporte de aceites y componentes grasos, es sumamente importante para lograr la cetosis, de igual manera el huevo por las cualidades particulares de este alimento se conforma como uno los favoritos para desayunos, cenas, algunas salsas y más.

Por un lado, el aguacate es altamente recomendable para el desempeño eficaz de la dieta keto, uno de los efectos que se requieren de cualquier alimento que vayas a comer en este momento es que puede generarte sensación de saciedad y esto es una de las atracciones del aguacate. Por esa razón quiero en este momento presentarte algunos de los beneficios que el aguacate puede brindarte:

- Es una fruta muy adaptable a la dieta y permite que no te aburras nunca de comerla, en primer lugar, por su delicioso sabor y también por la cantidad de usos que puedes darle.
- Posee una importante cantidad de omega 3 y omega 6.
- Es un poderoso antioxidante, por esta razón incluso se utiliza como tratamiento para la piel y el cabello.
- Algunos estudios modernos han dejado registrado que la semilla del aguacate es un magnifico antibiótico natural, recomendado para inhibir algunos patógenos como la cándida. Es utilizada por muchos países para tratar algunas enfermedades relacionadas con el tracto intestinal.

No cabe duda de que este es un alimento que por cualquier lado que se vea no debe faltar en tu lista para las compras de esta semana, sin duda que es un aliado maravilloso para la salud y muy buen compañero en tu deseo por lograr desarrollar una dieta bien hecha. Como aporte agregado quisiera regalarte algunos consejos que sé que van a ser de utilidad para ti.

CONSEJO # 1: NO LOS DESECHES POR NADA

Aunque suene raro lo que acabo de decir, está muy ajustado al sentido común, no hay razón mi querido amigo para ver un aguacate en el cesto de la basura, incluso aquellos que tienen ese aspecto a pasaditos son perfectos para elaborar fórmulas para tu piel o el cabello.

CONSEJO # 2: PUEDES USARLO COMO UNGÜENTO

Su efecto es tan poderoso que incluso lo puedes usar de manera externa como una pomada para aquellos dolores generados por la artritis, tomas por ejemplo tres cucharadas de aguacate y mezcla con tres cucharadas de limón y la untas en la zona afectada para aliviar el dolor.

CONSEJO # 3: DISFRUTA DE SU VARIEDAD DE USOS

No te limites con el aguacate incluso si quieres inventa cosas nuevas con él, prepáralo en salsas, úsalo en trocitos para tus sopas, en ensaladas, como aderezo o como quieras solo debes despertar tu creatividad.

Al igual que esta fruta maravillosa, el huevo es otro alimento que brinda un aporte maravilloso de nutrientes que sin duda aporta una gran variedad de beneficios al organismo, por esta razón te recomiendo que incluyas en tu dieta de forma periódica el consumo del huevo, ya que la forma de usarlo es completamente versátil, y puedes adherirlo en salsas, guisos, fritos, tortillas y más.

Te invito a que me acompañes para realizar esta deliciosa preparación.

Ingredientes:

- 1 aguacate mediano
- El zumo de medio limón
- Media cebolla de cabeza
- Perejil fresco picado
- Medio tomate sin cáscara ni semilla
- Tres huevos hervidos
- Sal y pimienta al gusto

Preparación

Este es un plato que resulta sumamente sencillo, solo vas a cortar la cebolla, el tomate y el perejil muy pequeño, el aguacate lo vas a convertir en puré y agregas el zumo de limón para evitar su oxidación, agregas los ingredientes picados y con la ayuda de un tenedor revuelves todo, agrega sal y pimienta al gusto.

Tomas tus huevos hervidos les quitas la cáscara y lo partes en dos, colocas sobre tus platos y agregas el guacamole sobre este. Este bocadillo puedes variarlo agregándole algún ingrediente proteico por encima, por ejemplo, algunas gambas asadas o un cebiche de lenguado quedaría perfecto.

ENDIVIAS RELLENAS CON AGUACATE, SALMÓN Y QUESO

Te traigo ahora una de las hortalizas con mayores propiedades que encuentras al alcance de tus manos. La endivia, se encuentra registrado como uno de los más recomendados para las personas que padecen problemas con la presión arterial, su aporte calórico es muy bajo por lo que es recomendado en cualquier tipo de propuesta alimenticia.

Su alto contenido en ácido fólico lo hace una de las más recomendadas para las mujeres en estado de embarazo y lactancia.

Vamos a ver ahora una lista resumida pero específica del resto de los beneficios que encuentras en esta deliciosa hortaliza para luego dar paso a la preparación del aperitivo que te traigo en este momento.

- La endivia es uno de los alimentos más recomendados para todos aquellos que se están iniciando en el mundo de los deportes de impacto muscular como las pesas. Su alto contenido de potasio hace que resulte muy atractivo para evitar el estrés y los calambres a nivel muscular.
- Esta hortaliza es muy rica en vitamina A, ¿Qué quiere decir esto? Que es un ingrediente genial para el cuidado de la vista y el cabello, además que esta vitamina la requiere tu piel para mantener un mejor estado de salud tanto como los huesos.
- Comer endivias te ayuda a mantenerte más joven.

Estos son solo algunos beneficios que vas a encontrar en este alimento sensacional y casi milagroso, cuando digo milagroso no estoy exagerando, pues se relaciona con grandes poderes medicinales, incluso algunos expertos lo recomiendan como medio de prevenir el cáncer. Te voy a compartir en este momento algunos consejos que debes considerar con esta hortaliza.

CONSEJO # 1: NO ES SOLO PARA ENSALADAS

Contrario a lo que muchas personas han creído, las endivias no solo se pueden consumir en ensaladas, sus propiedades no se pierden, aunque las hagas a la plancha, horneadas, o cualquier otro tipo de cocción, por sus características puedes usarlos para hacer rollitos con el relleno de tu preferencia.

CONSEJO # 2: APROVECHA SUS PROPIEDADES MÁS RÁPIDO

¿De qué manera se puede aprovechar más rápido los beneficios de la endivia? Una de las formas más fáciles y prácticas de conseguir los beneficios de esta hortaliza es a través de las infusiones, puedes prepararte una tacita antes de dormir.

CONSEJO # 3: ENAMÓRATE DE LA ENDIVIA

Ya deja de ver esta hortaliza como un agregado ocasional de tus comidas debes tomarlo con la seriedad que realmente implica este alimento maravilloso, inclúyelo en tu dieta periódicamente y disfruta de una alimentación cargada de propiedades valiosas para tu organismo.

Observa con atención los pasos para preparar este rico aperitivo.

Ingredientes
- 150 g de salmón ahumado
- 1 aguacate
- 4 envidias
- Queso de cabra
- 1 pimiento rojo
- Sal y pimienta al gusto

Preparación

Debes lavar y desvenar el pimiento, tomas la mitad y lo picas en muy pequeños brunoise y reservas, por otro lado, vas a tomar el queso y lo vas a espolvorear con algo de pimienta para acentuar su sabor, formas unas pequeñas flores de salmón con las lonjas de salmón ahumado y separa cuatro hojas de la endivia, lávalas bien, colócalas sobre un plato y allí vas a colocar de manera alternada flores de salmón, aguacate en trocitos y queso cabra triturado.

CAPÍTULO VI
SUPLEMENTOS PARA TU DIETA CETOGÉNICA

Espero que las recetas que te he dejado en el capítulo anterior te hayan resultado deliciosas, te he dado las que realmente son de mucho agrado para mí, las disfruto y estoy seguro de que te ha ido maravillosamente con ellas tanto como a mí.

En este capítulo tocaremos el tema de los suplementos, el cual es un tema de sentido común y hay que evaluar lo siguiente: todos los alimentos que diariamente comemos no trabajan en función de un solo propósito, sino que ellos cumplen propósitos variados. Por ejemplo, en la dieta cetogénica el propósito fundamental es eliminarle a la sangre el excesivo nivel de glucosa al que se expone, para ello estamos cambiando los carbohidratos para obtener el aporte energético que recibe por parte de las grasas. Sin embargo, al dejar el organismo sin su aporte normal de carbohidratos no es solo es la glucosa lo que estamos eliminando sino algunos otros elementos de verdadera importancia para nuestro cuerpo.

Eso es lo que hace totalmente necesario contar con la ayuda de algunos suplementos, estos se encargarán de aportar aquello que requiere nuestro cuerpo para continuar con su normal funcionamiento, pero no solo eso, también ayudan a reforzar la dieta basado en los propósitos y estilo de vida que se está llevando.

Pero no debes confundir las cosas, un suplemento no es un sustituto, tampoco debes verlo como un componente único para mejorar alguna condición de la que estaré mencionando más adelante, sino como un medio para complementar algo que ya a partir de la misma dieta estás utilizando.

Durante este capítulo te hablaré de los principales suplementos que debes utilizar durante el desarrollo de tu dieta cetogénica, que te ayudará a llevar a cabo todo el proceso de esta dieta de manera más efectiva.

LOS ELECTROLITOS

Una vez que hayas puesto en práctica los principios que te he mostrado antes para entrar en cetosis, (a estas alturas espero que ya seas un profesional en hacerlo) comenzarás a notar cómo tu cuerpo pierde peso de manera rápida y eficaz. Pero esto no viene solo, una de las consecuencias de esto que estoy mencionando ahora, es que disminuyen considerablemente la producción de insulina en el organismo, pero además de eso se irán agotando eventualmente las reservas de glucógeno en el hígado. Junto a esto, los riñones comenzarán a eliminar todo el peso del agua de tu organismo y es ahí donde se corre el peligro de expulsar lo electrolitos los cuales son vitales.

Es importantísimo tener un especial cuidado con este factor, ya que las reacciones nerviosas del cuerpo dependen de un correcto intercambio de estos electrolitos en nuestro organismo. Lo que sucede, es que durante todo este proceso los electrolitos se separan en iones con carga positiva y otros de carga negativa pudiendo incluso afectar las reacciones nerviosas de tu cuerpo.

¿Pero cómo saber si hay una deficiencia en el organismo de electrolitos? ¿Qué es lo que harás si descubres tal ausencia? Antes de mencionarte los síntomas es importante mencionarte que no hay porqué pasar por esto que te voy a mencionar, es decir, no es un síntoma como los efectos que mencioné en el capítulo uno, estos síntomas son completamente evitables si tomamos conciencia de ello antes.

Los síntomas que te mencionaré ahora son conocidos como la "gripe keto" y estas tienen las siguientes características:

1. Uno de los síntomas que pueden aparecer durante las noches en cama: calambre y/o espasmos musculares frecuentes, etc. Como te mencioné hace un momento esto se debe a que la función nerviosa y muscular puede verse afectada por la escasez de electrolito en el organismo.
2. Pueden aparecer de igual manera taquicardias aparentemente sin ningún sentido.
3. Pueden aparecer mareos repentinos, incluso durante la realización de ejercicios, además, en cualquier circunstancia como mientras estás conduciendo por ello es demasiado peligroso.
4. Aparición de temblores involuntarios y una sensación de debilidad generalizada.
5. Dolor abdominal por causa de la aparición repentina de estreñimiento.

En casi todos los ingredientes que te mencioné en el capítulo anterior se encontraban gran cantidad de los componentes que el organismo necesita para ajustar los niveles de electrolitos en el organismo, sin embargo, no está mal acompañarlos de algunos suplementos que permitan mejorar los niveles de estos en el cuerpo. Sobre todo, si eres de los que acompaña la dieta keto con ejercicios pesados como el levantamiento de pesas, tal vez no sea suficiente con los alimentos y sea necesario reforzarlo con algunos suplementos.

Quiero mostrarte ahora los principales electrolitos que pierde el cuerpo humano durante el proceso de cetosis y te daré las recomendaciones para que puedas suplirlas de manera efectiva.

SODIO

Muy a pesar de que muchos son los que recomiendan que se disminuya el consumo de sodio para mejorar en algunos casos como la hipertensión arterial, también hay que decir que esta realidad puede ser aplicable para aquellas personas que tienen una dieta alimenticia basada en una buena cantidad de carbohidratos.

Sin embargo, en dietas como la cetogénica esto no debe ser la ley, como ya te he mencionado antes cuando los niveles de carbohidrato descienden en el organismo, lo mismo pasa con la insulina.

¿Y cuál es la consecuencia de esto? Lo que sucede es algo muy sencillo, se elevan considerablemente los niveles de pérdida de sodio y esto traerá consigo algunos síntomas como fatiga, como te mencioné se le vincula con la sensación de debilidad en el cuerpo, se incrementan los dolores de cabeza, y presenta una grave dificultad para concentrarse.

Entonces ¿Qué es lo que debes hacer para reponer una posible pérdida de sodio?

Toma notas de los consejos que te daré a continuación para que puedas reponer la posible falta de sodio a la que te puedas enfrentar en medio de la cetosis.

CONSEJO # 1: INCREMENTA EL CONSUMO DE SODIO

Este es el paso más sencillo, ya que el remedio lo tienes en casa, contrario a los consejos que normalmente se suelen dar, elevar el consumo de sodio puede ser de beneficio para tu organismo. De hecho, algunos estudios recientes han arrojado algunos resultados que indican teorías completamente contrarias a las creencias populares respecto al consumo de sal.

Se pudo observar incluso una tasa más alta de mortalidad en el grupo de personas que tenían una dieta baja en sal, en comparación con aquellos que sí consumían sal en proporciones más elevadas.

De todas maneras, no es mi intención enfrentarme a ninguna de las teorías respecto a esto, mientras no haya algo que sea completamente concluyente ten en cuenta que si eres una de las personas que presenta problemas de hipertensión arterial, lo mejor que puedes hacer en este sentido es consultar con tu médico antes de aumentar el consumo de sal.

CONSEJO # 2: ACUDIR AL MÉDICO

En el caso donde los niveles de sodio están demasiado bajos, la recomendación más práctica que puedo darte es acudir al médico familiar, este examinará por medio de exámenes de orina los niveles de sodio en el organismo, de manera que pueda acceder a la posibilidad de realizar una acción de emergencia inmediata como algunos fluidos con alta concentración de sodio que se agregan vía intravenosa.

CONSEJO # 3: INCLUYE ALIMENTOS RICOS EN SODIO EN TU DIETA DIARIA

La naturaleza es lo más maravilloso que puede existir, esta nos ofrece todos los componentes que necesitamos para tener una vida más saludable de manera que no debemos dudar de algo. Si tu cuerpo está perdiendo sodio, la naturaleza tiene ese problema resuelto. Claro, sé que puede existir algún tipo de temor dado que no se quiere perder el cuidado que se tiene con los alimentos que no se deben consumir en nuestro modelo alimenticio keto.

¡Descuida! Existen muchos alimentos que puedes utilizar para enriquecer tu menú diario y no perder todo el esfuerzo que has venido realizando para lograr tu objetivo de perder grasa corporal. Por esto te regalo una lista de esos alimentos que puedes incluir en tu dieta, o que incluso ya estás utilizando que te serán de gran utilidad para elevar los niveles de sodio en tu organismo.

Proteínas: En cuanto a las proteínas vas a encontrar alimentos como el jamón crudo o jamón serrano, además las conservas de pescado o carnes tales como las anchoas tan ricas para las ensaladas.

Vegetales: En cuanto al tema de los vegetales vas a encontrar una lista mucho más amplia, sé que por lo general cada persona tiene sus favoritos y por ello siempre o casi siempre acude a cada uno de ellos, sin embargo, te propongo que pongas todos o al menos los más que puedas, que estén a tu alcance o sean de temporadas.

La mayoría de los vegetales de hoja verde, como las espinacas, el berro, apio, col, desde luego las aceitunas, el apio, las acelgas, etc., son solo unos de los tantos vegetales que puedes agregar en tu alimentación diaria.

LAS VITAMINAS DEL COMPLEJO B

Quiero darte un breve paseo por un grupo vitamínico que compone las conocidas vitaminas del complejo B, y son b1, b2, b3, b5, b6, b7, b8, b9 (tiamina, riboflavina, niacina, ácido pantoténico, piridoxina, biotina, ácido fólico y cobalamina), las funciones fundamentales de estas vitaminas están estrechamente ligadas con las funciones metabólicas del organismo. Este conjunto de vitaminas a ciencia cierta es indispensable para todos los seres humanos, sin embargo, existe una razón por la cual es completamente necesario que los consideres como prioridad en el proceso de cetosis, y es que estas vitaminas son las que ayudan a nuestro organismo a metabolizar los macronutrientes para extraer las energías que vamos a necesitar para el funcionamiento.

Recuerda que los carbohidratos son los que se metabolizan de manera más fácil, por su misma estructura el procedimiento es sencillo, sin embargo, la metabolización de las grasas puede ser un proceso más complejo, por lo que el organismo puede requerir un fortalecimiento en este sentido.

Para tener una mirada más amplia te invito a que veas por un momento la serie de beneficios que otorga a tu organismo el complejo de vitaminas del tipo B.

- Tiamina: es la encargada del desarrollo de las células en el organismo, está distribuida en todo nuestro organismo, pero se encuentra profundamente concentrada mayormente en el cerebro, riñón, hígado y el corazón.

- Riboflavina: el trabajo de esta vitamina está en participar en todos los procesos de generación de energía, además de eso, también aporta al desarrollo celular.
- Niacina: esta es la vitamina número uno para controlar el colesterol en la sangre.
- Ácido pantoténico: el ácido pantoténico está diseñado para fortalecer el sistema inmune en el organismo humano, pero solo eso, también aporta un alto rendimiento a los deportistas y atletas.
- Piridoxina: los problemas de la piel generalmente son regulados por este componente vitamínico, pero también es un buen elemento para prevenir la anemia y la depresión.
- Biotina: lo primero que quiero resaltar sobre la biotina es su capacidad de protegerte contra los problemas cardiacos, también, al igual que el anterior, beneficia la salud de la piel y brinda un gran aporte para la regulación del metabolismo.
- Ácido fólico: es ideal para las mujeres en estado de gestación, de hecho, es el número uno recomendado por ser el que previene las malformaciones y anomalías en el feto, además que también ayuda a combatir la depresión en los adultos.

Quiero que me acompañes en este momento a ver las diferentes formas que puedes utilizar para solucionar la carencia de esta vitamina en la realización de tu dieta keto.

CONSEJO # 1: CONSÚMELO EN TU DIETA

Esta es la manera más práctica que puedo darte en este sentido, de hecho, considero que es la mejor forma de conseguir el aporte necesario para el organismo de esta vitamina, a través de los alimentos que consumes a diario. La razón de esto es que en definitiva es una forma natural de conseguir la dosis necesaria diariamente. Las vitaminas del complejo B se encuentran ausente por lo general en los alimentos de origen vegetal, o sus niveles son muy bajos.

Por esta razón las dietas veganas o vegetarianas deben ayudarse a conseguirlas a través de otras fuentes, pero en esta oportunidad la solución está a la vista, solo debes mirar a los alimentos de origen animal.

La dieta cetogénica te ofrece una variedad de alimento por medio de los cuales puedes conseguir las cantidades necesarias para tu organismo, por ejemplo, el hígado de res es una fuente maravillosa de vitamina B, igualmente la carne, pero puedes obtenerla desde luego a partir de las carnes de ave. La leche es otra fuente maravillosa de vitamina B tanto como en el huevo.

CONSEJO # 2: PRESENTACIÓN SUBLINGUAL

Esta es una de las formas más fáciles que pueden ayudarte a recibir las cantidades necesarias para tu cuerpo de esta vitamina, si por alguna razón no es una opción para ti en este momento obtenerla del mundo animal, como por ejemplo ser más severo con los propósitos de tu cetosis, entonces este método viene a ser una excelente oportunidad.

Puedes encontrarlo en cualquier farmacia en esta presentación, y no se ha demostrado que presente algún tipo de alteración o que ocasione ningún daño en el organismo. Sin embargo, siempre es recomendable consultarlo con el médico.

CONSEJO # 3: PRESTA ATENCIÓN DE SU INGESTA

Debes prestar especial atención a las cantidades recomendadas para el organismo, indudablemente encuentras efectos adversos tanto en los niveles bajos, como si los llegas a consumir en exceso, por esta razón te recomiendo que te fijes en las cantidades de este en tu organismo.

Además, considera que en el caso de los niños es diferente las cantidades necesarias en comparación con las cantidades que necesitan los adultos, por ello te voy a dar una tabla con la que puedes verificar las cantidades necesarias para uno y otro.

- Los bebes de 0 a 6 meses requieren un aproximado de 0.4 microgramos por día.
- De 7 a 12 meses de nacido la cifra es de 0.5 diarios.
- De uno a tres años de edad subimos la ingesta a 0.9 microgramos.
- Los niños de cuatro años hasta los ocho requieren 1.2 microgramos por día.
- Debe subir a 1.8 en el caso de los niños que van desde los 9 años hasta los 13.
- Los varones a partir de los 14 años de edad deben consumir 2.4 microgramos diarios.
- En las mujeres es variable, por ejemplo, las chicas adolescentes tanto como embarazadas deben consumir 2.6

diarias, y las adolescentes y mujeres lactante requieren un aproximado de 2.8 microgramos por día.

LOS ÁCIDOS GRASOS OMEGA 3

Es cierto que muchos de los alimentos que se consumen en la dieta keto poseen un alto contenido en omega 3, y sin duda, este es un medio fantástico de conseguirlo (de hecho, en un momento te haré una lista de los alimentos en los que conseguirás los tres tipos de ácidos omega 3) hay otra realidad que no puedes dejar de ver y es que en la dieta cetogénica también vamos a encontrar la presencia de altas cantidades de omega 6.

¿Cuáles son las implicaciones para el organismo?
Sin perdernos en tantos detalles, basta con decir que el omega 6 puede ocasionar una cantidad importante de inflamación en el organismo. Lamentablemente existe un consumo de omega 6 más alto y significativo en el omega 6 que en el omega 3 por parte de la gran mayoría de las personas, en realidad lo correcto sería igualar el consumo o las cantidades dentro de nuestro organismo.

El omega 3 viene a ser el suplemento necesario para que puedas contrarrestar cualquier efecto inflamatorio que pueda haber como consecuencia del omega 6, a esto que te acabo de mencionar se suman otros beneficios que te quiero señalar en este momento.

BENEFICIOS DE LA OMEGA 3

Tal como acabo de mencionarte, uno de los beneficios que vas a encontrar es el de fungir como un excelente antiinflamatorio, pero no solo eso, uno de los métodos más recomendados para combatir a depresión es el consumo de omega 3. Es recomendado de igual manera para disminuir los índices de grasa en el cuerpo y normalizar los niveles de triglicéridos.

Después de mostrarte toda esta información necesaria sobre los beneficios de la Omega 3 me gustaría darte los tips para que puedas conocer las maneras más fáciles de obtener las dosis necesarias de omega 3 para tu organismo.

TIPS # 1: ALIMENTOS DE ORIGEN ANIMAL

Tal y como hemos visto, y desde luego que constantemente hemos recibido esa información de distintas fuentes, una de las maneras más eficientes de conseguir el omega 3 es a través de alimentos como el pescado, sin embargo, no es solamente a través de este medio que se consigue un buen aporte de omega 3 quiero explicarte algo importante en este sentido.

Existen tres tipos de ácidos grasos omega 3 y las formas de adquirirlos son por distintas fuentes:

- ácido eicosapentaenoico (EPA)
- ácido docosahexaenoico (DHA)
- ácido alfa-linolénico (ALA)

La grasa del pescado es una maravillosa fuente de omega 3, sin embargo, en este alimento solo vas a encontrar EPA y DHA pero existen otras formas y fuentes por las que puedes encontrar más omega 3, como por ejemplo, en los mariscos.

Entonces, debes considerar a partir de hoy incluir en tu dieta semanal el pescado al menos dos o tres días a la semana, preferiblemente los de carne azul.

TIPS # 2: ALIMENTOS VEGETALES

Dentro del mundo vegetal igualmente vas a encontrar una cantidad interesante de omega 3, por el ejemplo el tipo ALA lo vas a encontrar en los rubros de tipo vegetal, estos son los alimentos como las nueces o semillas, igualmente las nueces negras. Algunos aceites son riquísimos en omega 3 como el aceite de canola o el de soya.

TIPS # 3: SUPLEMENTOS EN CÁPSULAS

Hoy en día es completamente normal encontrar en cualquier farmacia o tiendas naturistas estos suplementos en varias presentaciones, unas de las más recomendables suelen ser las cápsulas blandas.

Sin duda que es una de las maneras más sencillas de acceder rápidamente a cualquier carencia que tenga tu cuerpo de omega 3. Aunque siempre la mejor opción resultará acceder a las fuentes de todos los nutrientes de la manera más sencilla posible, esta opción no está mal, y uno de los mejores beneficios es que son de fácil absorción por el organismo.

LA VITAMINA D

La vitamina D es un suplemento necesario para el organismo, está destinado a servir de complemento para ayudar a la buena absorción de otros elementos que el organismo requiere para mantener una buena salud tales como el magnesio y una serie de minerales sumamente importantes como lo es el calcio.

Entonces, esto quiere decir que mantener una buena salud ósea será posible si consideramos tener mucho cuidado con los niveles de vitamina D en el organismo, igualmente es indispensable para el correcto desarrollo de los músculos y mantener niveles óptimos de fuerza, por lo que es necesario que sus niveles se mantengan en control en aquellos que practican ejercicios de fuerza como alzar pesas.

De los beneficios que normalmente podemos señalar de la vitamina D como los que ya te he mencionado antes me gustaría resaltarte algunos adicionales.

Uno de los mecanismos para fortalecer el sistema inmunológico en el organismo es a través de la vitamina D, esto quiere decir que sus niveles adecuados pueden garantizarte la protección de enfermedades como por ejemplo complicaciones respiratorias, pero también para un adecuado cuidado de la piel.

Una de las funciones más importantes de esta vitamina es que permite una normal división de las células, lo que quiere decir que ayuda en la prevención contra el cáncer. Su alto poder para regular el azúcar en la sangre le da también una enorme importancia, ya que ayuda a combatir problemas como la obesidad, la hipertensión arterial y la diabetes de tipo 2.

Desde luego que un número importante de alimentos nos aportan cantidades necesarias para acceder a la vitamina D que el cuerpo necesita, pero ¿cuáles son esos alimentos? Bien, te daré una serie de consejos que debes seguir respecto a tu dieta diaria para poder incluir los alimentos ricos en vitamina D y te mostraré las distintas fuentes que puedes usar para obtenerla.

CONSEJO # 1: ALIMENTOS ANIMALES

Si estás considerando la idea de obtener omega 3 estás haciendo lo que dicen popularmente "cazando dos patos con un solo disparo", efectivamente amigo mío, los alimentos de origen animal que te he mencionado en el tema de la Omega 3 son los mismos en los que conseguirás una buena fuente de vitamina D.

Los pescados grasos como el salmón son una fuente maravillosa, al igual que el atún, pero además de eso la yema de huevo es un alimento muy rico en vitamina D, de la misma forma que el queso, la leche y el hígado de res.

CONSEJO # 2: SÁCALE PROVECHO AL SOL

Una manera natural y fácil de conseguir vitamina D es usando el sol como tu aliado, no significa que el sol te envíe a través de sus rayos alguna dosis de vitaminas, en realidad lo que sucede es que al exponer tu piel a la luz del sol estimula ciertas funciones dentro del organismo que hace que nuestro cuerpo comience a producir buenas cantidades de vitamina D. Sin embargo, no es una opción para algunos que pueden resultar sensibles a la exposición del sol, por lo tanto, podemos observar otras maneras más sencillas de obtenerlas.

CONSEJO # 3: CONSÚMELAS COMO SUPLEMENTO

La puedes encontrar en interesantes suplementos, pero más aún en alimentos fortificados, las formas de conseguirlo son dos, una es ergocalciferol recomendado generalmente para aquellos que presentan complicación con la glándula tiroidea, y la otra forma es ergocalciferol que es recomendada y generalmente utilizada para tratamientos de enfermedades relacionadas con el raquitismo.

EL ACEITE DE MCT

Este debe ser tu compañero fiel desde el mismo instante que decidiste iniciar la dieta cetogénica. MCT es un suplemento maravilloso que se elabora a partir del aceite de coco y algunos aceites de almendra de palma, es decir que son igualmente ácidos grasos de origen natural y es uno de los mejores aliados para ayudar a tu cuerpo a quemar grasas ya que es ideal para que entres en cetosis.

Puedes utilizar este suplemento como sustituto de otros aceites indispensable en tus preparaciones o añadirlo a ensaladas, batidos incluso hasta en el café.

Si hablamos de los beneficios que puedes obtener al utilizar este producto, indudablemente que el hecho de promover la pérdida de peso será la razón número uno, pero viéndolo desde el punto de vista más básico de todo el logro que esto implica, por ejemplo, la perdida está promovida por la ayuda que ofrece a la cetosis.

Otro de los beneficios interesantes de este suplemento es que es un combustible maravilloso para el cerebro y de acuerdo a estudios importantes se ha determinado que el aceite MCT es útil para controlar condiciones como la epilepsia, autismo y enfermedades como el alzhéimer.

¿Por qué se llaman MCT?
MCT son las siglas en ingles de triglicéridos de cadena media, hay otra serie de tips que me gustaría compartir contigo en este momento y son de suma importancia, considéralas con mucho cuidado y trata de no perder nada de vista.

TIPS # 1: NO ES UN SUSTITUTO

Sé que esto ya lo mencioné a inicios de este capítulo, sin embargo, es preciso que te lo diga con especial atención en este rubro. El aceite MCT es un suplemento que sirve como complemento para lograr la cetosis en el organismo, esa es la forma correcta de verlo, no se trata desde ninguna óptica que el aceite MCT es todo lo que se necesita para entrar en cetosis, no, solo es un suplemento adicional.

Debes cumplir todos los pasos, debes hacer todo lo que te he dicho anteriormente. Pero si usas MCT hay más probabilidades, es eso lo que marca la diferencia, quiero que tengas esto en cuenta para evitar posibles confusiones que te lleven a cometer errores.

TIPS # 2: ACEITE DE COCO NO ES MCT

Hay que aclarar esto y tener en cuenta para posibles confusiones futuras, sí, desde luego que el aceite de coco tiene MCT, sin embargo, su concentración es pobre, el aceite MCT contiene un 100 % de concentración de MCT mientras que el aceite de coco apenas por un 42 %.

La confusión radica en que el coco es la mejor fuente del aceite MCT, sin embargo, no se trata del aceite crudo, sino que ha pasado por una refinación que lo lleva a esta concentración que es justamente la que le otorga las bondades que se requieren para la cetosis. ¿Qué intento decirte que el aceite de coco no sirve de nada? El aceite de coco es maravilloso y puedes convertirlo en tu compañero en la dieta cetogénica, sin embargo, si hablamos de resultados respecto a la cetosis, tu mejor opción es y será el aceite MCT.

TIPS # 3: CUIDADO CON EL HAMBRE

Como nada puede ser perfecto, (la naturaleza lo es, solo es refrán) aquí hay que tener cuidado especialmente en las labores de pérdida de peso que nos ocupa, algunos estudios sugieren que el aceite MCT puede liberar las hormonas que se encargan de generar hambre en el organismo, por ello te advierto que tengas un plan a la mano para confrontar esta situación.

Te acabo de mencionar durante todo este capítulo algunos de los suplementos importantes que puedes utilizar durante el proceso de la cetosis. Recuerda que estos están diseñados con el fin de fortalecer tu organismo y permitir que todo este proceso resulte posible de manera rápida y que logre perfectamente la cetosis.

Existe otra cosa que puedo mencionarte: Las Cetonas Exógenas o las enzimas digestivas, sin embargo, esto estará siempre sujeto a tus necesidades particulares, mi único interés al darte todas estas recomendaciones es tratar de evitar todos los distintos problemas o complicaciones de cualquier índole que puedes presentar desde el momento que entres en cetosis.

Algunas personas están muy interesadas en ir muy directo al grano y a veces pasan por alto este tipo de consejos, te recomiendo que no lo hagas, de todos modos, no tienes que ir muy lejos, he sido explícito, de manera que puedas tener a la mano la información más importante en este sentido.

Avanzamos ahora al siguiente capítulo, recuerda que te había dicho que pondría en tus manos algunos planes importantes como un ejemplo claro de la dieta cetogénica, pues ha llegado el momento.

CAPÍTULO VII
PLAN KETO Y RECETAS

Tal y como te mencioné al principio de este volumen "dieta cetogénica" voy a entregar en tus manos una estructura para que puedas tener un ejemplo claro de manera que puedas usarlo como punto de partida para organizar tu dieta keto, pero no solo eso, espero que puedas recordar todo lo que te hablé de la importancia de contar con un hígado saludable para poder lograr la cetosis de manera más efectiva.

Te dije en ese punto que te estaría dando una receta interesante para limpiar, pero más aún mantener limpio tu hígado, así que justo en este capítulo te entregaré esa receta que puedes utilizar desde ya mismo para que logres tus objetivos cuanto antes. Vas a encontrar cuáles son las opciones más recomendables para que elabores tus desayunos y comida, paseándonos por los platos principales, algunos bocadillos y batidos, entre otros, te aconsejo que estés alerta y sobre todo que pongas todo tu empeño y actives la imaginación para que a medida que te voy dando los pasos puedas imaginar las mejoras que tú mismo puedes llevar a cabo sobre cada receta y desde luego ponerlo en práctica cuanto antes.

CONSIDERACIONES PREVIAS

Algunas de las cosas que quiero que tomes en cuenta es que en relación a los menús que te estaré presentando los he diseñado basado en los productos cotidianos, sin embargo, no he tomado en consideración el tema de la temporada por razones que son muy obvias.

Otro elemento que para mí es más que necesario y completamente vital, es que consideres la calidad de los productos que vas a adquirir para elaborar tus preparaciones, de todos modos, te he preparado algunos comentarios importantes que te servirán como guía a la hora de realizar tus compras.

Respecto a las recomendaciones que te daré para llevar a cabo la limpieza del hígado debes tener en cuenta algo, te voy a dar varias ideas para que las consideres ya que hay algunas que al estar en cetosis no puedes usarlas o podrías perder tu trabajo, sin embargo, la puedes realizar entes de iniciar, pero que esto no te desanime, te daré de igual forma otras recetas que puedes aplicar en caso de que hayas iniciado tu dieta y en consecuencia la cetosis.

LIMPIEMOS EL HÍGADO

Bien, como lo prometido es deuda ha llegado el momento de compartir contigo algunas recetas que te resultarán muy útil para mantener un hígado saludable, esto será el complemento perfecto para que una vez comiences a llevar a cabo el régimen alimenticio que te estaré dando en breve los efectos puedas verlos de manera inmediata.

Un dato importante que quiero dejarte es que la idea de consumir algunas bebidas o ingrediente como medio para limpiar el hígado no es algo que podamos dar clínicamente por sentado, sin embargo, no cabe duda que algunos de los componentes de las bebidas que te daré a continuación son el complemento perfecto para poder activar los mecanismos de limpieza para este órgano indispensable para el proceso de cetosis.

- Elabora un jugo de manzana que puedas tomar en las mañanas durante una semana, hazlo con cascara y sin azúcar, puedes incluso tomar un litro diario. Ojo, ten presente que si ya has entrado en cetosis no debes usar esta receta, únicamente hazlo si estás en el proceso de preparación para la misma.
- Un ingrediente que estimula las enzimas del hígado para eliminar las toxinas de este es sin duda el ajo, de manera que mi recomendación es que incrementes su consumo. Durante una semana puedes tomar un diente cada mañana.
- Otra de las recomendaciones que puedo darte que puede ser completamente útil aun cuando ya estés en cetosis es una infusión de una planta conocida como diente de león, y lo vas a hacer mezclándolo en el hervor con el ajo.

Junto a esas sencillas ideas que te acabo de dar, puedo añadir algunas otras que puedes usarlas como forma normal de vida, es decir, hazlas un hábito en tu vida y te ayudarán a mantener tu hígado en excelente estado.

Cada mañana en ayunas puedes consumir un vaso de agua tibia con zumo de limón, es muy beneficioso, al igual que consumir aguacates y utilizarlos como ingredientes diarios por lo menos medio aguacate de tamaño regular, además que puedes hacer deliciosos aderezos para tus entremeses, entre otros.

Un ingrediente que sin duda es el mejor y la mejor recomendación que te puedo dar en este momento es el agua mi querido y apreciado lector. Sobre todo, si estás apoyando tu dieta keto en la práctica de ejercicios, como pesas, no debes descuidar la ingesta de suficiente agua. Pese a que la recomendación siempre ha sido consumir dos litros al día estos números no resultan objetivos sino se evalúa la condición particular de cada persona.

Así que es momento de pensar en sano, ya debes dejar en el olvido en el que comer y consumir agua solo eran prácticas netamente por sensaciones fisiológicas.

Comer con conciencia será la mejor forma de no solo entrar en cetosis, sino que será profundamente útil para mejorar considerablemente tu salud.

Me gustaría regalarte unos importantes tips adicionales que servirán para evitar que tu hígado sufra de alguna enfermedad o alguna condición que pueda resultarle dañina.

TIPS # 1: DISMINUYE LOS ALIMENTOS PROCESADOS

En alguna oportunidad te lo mencioné, pero no me gusta mucho recomendar el consumo de alimentos procesados, sin embargo, sé que por las características propias de algunas zonas del país no es completamente accesible algunos productos frescos, a pesar de que muchos deciden hacerlo, pero te aconsejo que en la medida de lo posible mantengas tus compras distantes de los productos procesados, estos poseen muchos químicos y toxinas que terminan por ser completamente perjudicial para el organismo.

TIPS # 2: EVITA EL ALCOHOL

Nuestro apreciado y único hígado es el encargado de procesar las toxinas del alcohol, este último acidifica la sangre y le genera un gran estrés a este órgano. Así que no me cansaré de decirlo, dile no al alcohol.

TIPS # 3: CENA TEMPRANO

Debes ser muy considerado y consciente, el hígado normalmente entra en trabajo de limpieza y desintoxicación entre las diez de la noche y las dos de la mañana, así que debes estar seguro de no comer tan tarde para no sobrecargarlo de trabajo.

MACRONUTRIENTES

Antes de pasar a las recetas quiero que tomemos en consideración algunos aspectos importantes, y es que quiero que veamos bien algo que ya te señalé antes pero ahora quiero que lo veas de manera más detallada y lo más claro posible para que puedas saber cómo estructurar tu plato a la hora de comer y te resulte sencillo hacer tus propias creaciones.

Estoy convencido de que en este punto debes estar completamente claro de qué son los macronutrientes, pero lo más importante es saber y tener claro cuál es la importancia que estos tienen para nuestro organismo. Son fundamentalmente tres, los carbohidratos, las proteínas y las grasas. Es necesario que una vez que hayamos eliminado de nuestro menú los carbohidratos, o mejor dicho lo hayamos bajado a niveles tan drástico como el que se hace en la dieta cetogénica, el organismo debe compensar esa necesidad de energía. Asegúrate de una sola cosa, no lo hagas con las proteínas ya que estas también tienen un aporte significativo de azúcar.

Voy a mostrarte en números cuántas son las cantidades de estos macronutrientes que debes comenzar a consumir para que tu cuerpo comience a desarrollar la cetosis.

- CARBOHIDRATOS

Sobre la cantidad de carbohidratos es mucho lo que se ha dicho, y mucho de ello puede ser completamente cierto, sin embargo, no tenemos intención de hacer pruebas, lo recomendable es que no consumas más de 25 gramos de carbohidratos al día.

Pero ojo debes tener mucho cuidado, esto suele confundir a muchas personas. Son 25 gramos netos y en casi todos los alimentos hay algún nivel de carbohidrato, de manera que debes tener cuidado con esas cantidades de acuerdo a las preparaciones, por eso es que se recomienda tener el menú elaborado previamente. Voy a mostrarte una lista donde te reflejaré la cantidad de carbohidratos que vas a encontrar en los distintos alimentos y su relación por cada 100 gramos.

1. Alcachofa 11 g
2. Cebollas 9 g
3. Col 6 g
4. Coliflor 5g
5. Esparrago 3,9 g
6. Haba 18 g
7. Hortalizas 13 g
8. Judías verdes 7 g
9. Lechuga 2.9 g
10. Mejillones 7 g
11. Vieiras 5 g
12. Mariscos 0,2 g
13. Aceitunas negras 6.6

Estos son algunos, pero como puedes ver los niveles son realmente bajos, sin embargo, hay que sumar bien todo esto de acuerdo a la cantidad de comida que vas a ingerir en cada comida. La mayoría de las carnes tienen un nivel completamente nulo y en otros casos los niveles son muy bajos, y como no vas a introducir cantidades muy altas de alimento proteico en esta ocasión es relativamente innecesario que los mencione.

- **PROTEÍNAS**

En el caso de la dieta keto se recomienda de manera específica una forma muy fácil e interesante de poder determinar la cantidad de proteínas que debes consumir, aunque la recomendación siempre será disminuirla considerablemente, la idea más fácil que existe para medir esto es consumir diariamente un gramo por cada kilogramo de masa magra.

¿Qué pasa con las personas con obesidad mórbida?
No pasa nada, esta referencia está basada en relación al peso ideal de cada individuo, de manera que si estás con algo de sobrepeso o padeces de obesidad mórbida debes contabilizar índice de grasa corporal, hacerlo es sumamente sencillo, en la actualidad existen muchas herramientas en internet.

- **LAS GRASAS**

En este punto estamos claro, las grasas deben componer el 65 % de la dieta diaria, sin embargo, quiero que hagamos una rápida evaluación sin intenciones de extendernos demasiado en este sentido.

Esto debes hacerlo siempre basado en la cantidad de grasa que estás tratando de quemar, el organismo ya está convencido de que la mejor manera de poder conseguir la energía que ha dejado de recibir por parte de los carbohidratos la va a tomar de las grasas. Sin embargo, si tu deseo es quemar grasas entonces tienes que darle la opción al cuerpo que pueda usar las grasas que se encuentran alojadas en tu cuerpo.

Si le agregas a tu dieta una cantidad de grasa muy elevada tu organismo comenzará a utilizar como fuente de energía las grasas que estás comiendo de manera que no verás resultados óptimos en tu intención de bajar de peso, por ello debes ir reduciendo de manera progresiva la ingesta de contenidos grasos para que puedas ver cada vez mejores resultados.

Me gustaría darte algunos consejos que debes considerar una vez hayas logrado tus objetivos con la dieta cetogénica y quizás decidas flexibilizar un poco tu dieta, pero que son altamente beneficiosos para tu alimentación en general. Presta atención y no las vayas a olvidar jamás.

CONSEJOS # 1: NUNCA MEZCLES CARBOHIDRATOS CON CÍTRICOS

Debes tener mucho cuidado y nunca más cometer este error, aquellos vegetales que contienen almidón no debes consumirlos nunca con alimentos ácidos como el limón, vinagre, tomates o cualquier otro alimento que resulte ácido.

La razón es que las enzimas ptialinas, que de hecho son las encargadas de digerir los carbohidratos, se encuentra en la lengua y esta funciona mejor en un ambiente alcalino de manera que esos productos ácidos que te acabo de mencionar inhiben la digestión en su primera etapa que es por sí no estabas al tanto en el proceso de masticación.

CONSEJO # 2: OLVIDA LAS PROTEÍNAS EN SALSAS CÍTRICAS

Está muy de moda los platos de proteína con cítricos, pues que mala noticia la que te traigo si eres de los que le gusta esta combinación, pues no debes hacerlo, en este caso sucede lo mismo que acabo de mencionar en el caso anterior, pero no solo inhibe las enzimas ptialinas, sino que también interfiere de manera brusca en el flujo de los jugos gástricos, de manera que perjudica terriblemente todo el proceso digestivo.

CONSEJO # 3: NO MEZCLES DOS PROTEÍNAS

Recuerda que las proteínas son los alimentos más difíciles de digerir, de manera que incluir dos de estos en el mismo menú es exponer al organismo a un trabajo agotador que para nada es de beneficio.

SOBRE LOS INGREDIENTES

No debes ser frívolo ni tomar a la ligera este asunto, salvo que hayas decidido optar por la keto sucia, un asunto que requiere de nuestro especial cuidado es el tema de la elección correcta de los ingredientes que vas a utilizar para desarrollar los platos que necesitas para tu dieta cetogénica.

Ya te dije antes que en el caso de la carne siempre será preferible que sea de animales que se hayan alimentado de la manera más correcta posible, piensa en animales de granjas ecológicas, por ejemplo.

A pesar de que contamos en la actualidad con técnicas de conservación maravillosos, nada puede superar la idea de productos frescos tanto los de origen animal como los de origen vegetal.

Con los pescados y mariscos debes tener especial cuidado, consume los de tu zona, los que tienes más cerca, para que los comas de la manera más fresca que puedas conseguir, de igual manera haz con las verduras y hortalizas, pero ten especial cuidado en aquellas verduras con alto contenido de almidón.

DESAYUNOS

Ahora quiero trabajar en algo importante, vamos a acabar con los paradigmas que posiblemente haya en tu mente, han querido hacer creer que una dieta sin carbohidratos resulta aburrida.

Te presento mi propuesta cetogénica para disfrutar unos desayunos deliciosos, muy prácticos que resultará muy sencillo de preparar.

SÁNDWICH SIN PAN

Delicioso y muy nutritivo, apunta los siguientes ingredientes:
- 4 huevos de granja
- 3 cucharadas de mantequilla
- 4 lonchas de jamón serrano
- 4 lonchas de queso cheddar
- Cuatro pepinillos rebanados
- Salsa de mostaza

Preparación

Inicialmente vas a colocar la mantequilla sobre la sartén y esperar que se derrita, agregar un chorrito de aceite preferiblemente de oliva para evitar que la mantequilla se queme, freír los cuatro huevos hasta que queden duros incluso la yema, vas a usar los huevos como tapas del sándwich donde colocarás una capa de pepinillo, aderezas con mostaza, una rebanada de jamón serrano y una de queso cheddar, colocas el otro huevo sobre este y disfruta.

PANQUEQUES DE CHICHARRÓN

Solo un poco de creatividad es suficiente para crear algunas ideas fantásticas, vamos a partir de un chicharrón de cerdo para usarlo como harina.

Ingredientes:
- 25 gramos de chicharrón de cerdo bien tostados
- 3 huevos
- Una pizca de canela
- 30 g de aceite de coco
- 4 cucharaditas de leche

Preparación

Debes agregar el chicharrón en la sartén hasta que queden bien polvo, una vez hecho esto agrega el resto de los ingredientes salvo el aceite de coco, este será para freír, una vez se hayan integrado todos los ingredientes debes colocar el aceite de coco en una sartén a fuego medio, agregar un poco de la mezcla y cocinar lentamente, cuando haya dorado de un lado sacar de la sartén, y dejar reposar un momento, luego lo colocas del otro lado para que termine su cocción.

Una vez que esté lista por ambos lados repetir la operación con el resto de la mezcla hasta que esta se haya acabado.

ENROLLADO AMERICANO DE HUEVO

Ingredientes

- Tres huevos grandes
- Tres lonjas de jamos cocido
- Tres lonjas de queso americano
- Cuatro rebanadas de tocino
- Mayonesa de ajo
- Dos cucharadas de mantequilla

Preparación

Bate los tres huevos, la sal y la pimenta, en una sartén vas a agregar las tres cucharadas de mantequilla, agregas los tres huevos batidos y cocinas a fuego lento por ambos lados, una vez que esté listo por ambos lados lo colocas en el plato, dejas que baje un poco su temperatura y lo untas con la mayonesa de ajo, colocas el jamón y el queso de manera que cubra todo el omelette y enrollas.

Estas ideas son muy básicas y puntuales que puedes usar para tener un punto de partida, sé que el inicio siempre resulta ser el más difícil, por esta razón te doy estas ideas como arranque, más adelante podrás ir experimentando con nuevos ingredientes y crearás de manera exitosa buenas recetas, además de que en internet puedes encontrar muchísimas recetas keto fáciles y muy ricas.

PLATOS PRINCIPALES

Voy a mostrarte un par de recetas fantásticas que sé que te van a encantar. Presta atención y disfruta de estas recetas que he preparado para ti.

LASAÑA DE BERENJENA

Este es un delicioso clásico de la cocina italiana y se adapta perfectamente a nuestra dieta keto, los ingredientes son los siguientes:

-   3 berenjenas de tamaño regular
-   Tres rebanadas de jamón cocido
-   Tres rebanadas de queso mozzarella
-   225 mililitros de crema para batir
-   165 gramos de queso crema
-   Sal y pimienta
-   Nuez moscada
-   120 g de carne entre res y cerdo molida
-   Media cebolla cortada en brunoise
-   Un tomate madero
-   Tres dientes de ajo
-   Aceite de coco
-   Una cucharada de pasta de tomate

Preparación:

Para la bechamel Keto sigue los siguientes pasos: añade la crema para batir y el queso crema en una sartén a fuego medio, no dejar de batir, cuando entre en punto de ebullición agregar sal y pimienta al gusto y una pizca de nuez moscada.

Para la salsa boloñesa debes sofreír la cebolla, con los dientes de ajo y el tomate, agregar la carne y salpimentar, cocinar a fuego medio por 45 minutos, agregas una cucharada de pasta de tomate, cocinar a fuego lento por 15 minutos más, cuando esté a punto de apagar cortar la ramita de albahaca(opcional) con la mano, agregar y apagar.

Cortar las berenjenas en láminas delgadas, pasar por agua hirviendo tres segundos y retirar, una vez hecho todo esto en una cazuela agregas capas de ingredientes partiendo desde bechamel, en el siguiente orden. Bechamel, berenjena, boloñesa jamón y queso, repetir esta operación hasta completar tres capas, la última capa las cubres con una lámina de berenjena y bechamel, agregas queso parmesano y colocas dentro del horno hasta que gratine.

PECHUGA DE POLLO A LAS FINAS HIERBAS SOBRE CAMA DE VEGETALES

Para realizar esta receta no se necesita tanto tiempo ni destreza como en el caso anterior, la carne puede alternarse de acuerdo a tus gustos personales, la mantequilla de finas hierbas hace un juego perfecto con cerdo por ejemplo o pechuga de pato, lo dejare a tu elección.

Ingredientes:
- Filete de pollo de 85 gramos
- Dos cucharadas de mantequilla
- 25 gramos de finas hierbas
- Media zanahoria en bastones
- 20 gramos de calabacín en bastones
- 30 gramos de brócoli
- 3 dientes de ajo
- Sal y pimienta

Sazonar el pollo con un diente de ajo machacado sal y pimienta y sellar en la sartén por ambos lados hasta que quede bien cocido, lo sabrás cuando deje de perder jugos.

Derretir la mantequilla a fuego lento y agregar las finas hierbas, mientras tanto en una sartén vas a agregas los vegetales en abundante mantequilla con fuego alto para que estos se doren un poco y queden crujientes y agregar el brócoli previamente blanqueado, cuando esto esté casi listo, agregar sal y pimienta al gusto y apagar. Servir los vegetales en el centro del plato y sobre estos el pollo con su mantequilla de finas hierbas.

AGUACATES AL HORNO CON CAMARÓN Y MOZZARELLA DE BÚFALA

Aquí te presento otra receta sencilla y los ingredientes están seguramente en tu nevera, toma nota de la lista que te daré ahora.

Ingredientes:

- 1 aguacate
- 35 gramos de camarones
- Tres tomates cherry frescos
- Media cebolla picada en juliana
- Hojitas de perejil
- Una bola de queso mozzarella de búfala
- Un diente de ajo

En una sartén saltear los camarones con las julianas de cebolla, cuando estén cerca de su punto colocas los tomates cherry cortados a la mitad, mueves bien sin dejar que se cocinen demasiado los tomates, agregas el queso cortado en cuadritos y saltear.

Cortar los aguacates a la mitad y en cada hoyo del aguacate colocar una cucharada de la mezcla y meter al horno precalentado a 160° durante diez minutos, luego servir.

CAPÍTULO VIII
RECETAS ESPECIALES

Quiero darte una especial felicitación por haber llegado hasta aquí, como premio por todo tu esfuerzo voy a entregarte una serie de recetas especiales que sé que te van a fascinar, no se trata solo de platos para tu almuerzo sino versiones incluso para compartir con tus invitados y sorprenderlos, además de ser platos tan maravillosos son realmente sencillos de hacer.

CETOPIZZA

Ingredientes:

Para la base
- 5 huevos
- 180 g de queso mozzarella o provolone

Para la cobertura
- 3 cucharadas de salsa napolitana sin azúcar
- 250 g de queso rallado mozzarella
- Aceitunas fileteadas
- 40 gramos de peperoni en rodajas
- Orégano molido al gusto

Preparación:

Lo primero que debes hacer es tener el horno precalentado a 200 gramos, en un bol mezclar los huevos con el queso rallado y mezclar hasta queden bien integrados.

Ayudándote con una espátula vas a agregar esta mezcla de la masa en una bandeja para hornear con un papel de hornear debajo, meter al horno y hornear por 15 minutos o hasta que la masa esté dorada.

Sacar del horno dejar reposar y agregar la salsa de tomate junto al resto de los ingredientes y el queso agregarlo por encima, hornear otros 5 a 7 minutos y sacar del horno.

SORPRESA DE JAMÓN Y HUEVO

Para preparar esta receta necesitarás:
- 50 gramos de carne molida
- Un huevo cocido
- Una lonja de jamón
- Polvo de ajo
- Sal y pimienta al gusto
- Una cucharada de aceite

Preparación:

La preparación es sencilla, solo vas a mezclar la carne con la pimienta, la sal y el ajo en polvo, agregar una cucharada de aceite de oliva, amasar hasta que la carne esté suave como una masa, extender sobre papel de aluminio por el lado brillante, colocar sobre la carne el jamón y el huevo y enrollar. Colocar en el horno precalentado a 200° y cocinar por 15 minutos, retirar del horno y cortar por la mitad.

FRITTATA DE QUESO Y HONGOS

Ingredientes:

Fritata
- 400 gramos de champiñones
- 100 gramos de mantequilla
- 300 gramos de queso mozzarella rallado
- 120 gramos de verduras de hoja verde
- I cda de perejil fresco
- 10 huevos
- 200 gramos de mayonesa
- Pisca de sal
- ciboulete

Para la vinagreta
- 5 cucharadas de aceite de oliva
- 2 cucharadas de vinagre de vino blanco
- Sal y pimienta

Preparación:

En primer lugar, prepara la vinagreta con el aceite de oliva el vinagre de vino blanco aceite y sal, pre calienta el horno a 220 grados, cortar los champiñones de manera irregular, es decir, dale el corte que prefieras y saltea en mantequilla, debes cortar el ciboluete y se lo agregas a los champiñones ya fritos en mantequilla, agregar perejil y reservar.

En un volt aparte vas a mezclar los huevos con la mayonesa y además le agregas el queso mozzarella, agregas la preparación de los champiñones y colocas en una bandeja de asar que esté bien engrasada con mantequilla.

Entra al horno unos 40 minutos o hasta que el huevo esté bien dorado. Deja que se enfríe y lo disfrutas con verduras de hojas verdes junto con la vinagreta.

CHAMPIÑONES RELLENOS

Para preparar estos aperitivos debes tener los siguientes ingredientes:

- 10 champiñones grandes
- 80 gramos de pechuga de pollo
- Media cebolla mediana en cuadritos pequeños
- Dos dientes de ajo
- 1 taza de Crema de leche
- Queso parmesano o pecorino rallado
- Una pizca de mostaza

Preparación:

Para este plato vas a lavar bien los champiñones, para el relleno vas a sofreír la cebolla con el ajo, el pollo lo agregas cuando la cebolla esté transparente y colocas las cucharadas de vino, cuando este haya evaporado coloca la crema de leche y baja la temperatura hasta que haya espesado, una vez listo agregas una cucharada y media de esta mezcla a cada champiñón y le espolvoreas queso por encima, colocas en el horno precalentado a 180 gramos y cocinas hasta que haya gratinado.

CANASTAS DE POLLO

Ingredientes:

- 800 gramos de piernas de pollo deshuesadas con la piel
- 225 gramos de mantequilla
- Sal y pimienta al gusto
- Dos cucharadas de aceite
- Sal y pimienta

Preparación

Lo primero es salpimentar el pollo por ambos lados, derretir la mantequilla en una sartén y agregar el aceite para evitar que se queme. Freír despacio el pollo por ambos lados hasta que esté bien dorado, y meter al horno por diez minutos a una temperatura de 180° para asegurar que esté bien cocido, servir con berenjena frita.

POLLO KETO

Voy a darte ahora un clásico de la alta cocina, es en realidad un plato sencillísimo, pero no por esto deja de ser delicioso, apunta los siguientes ingredientes:

- 600 gramos de pechuga de pollo
- 5 huevos
- 5 cucharadas de salsa de tomate o salsa napolitana
- Perejil y albahaca fresca
- Queso parmesano rallado
- Queso mozzarella
- 1 taza de harina de almendra

Preparación

Haz una mezcla con el queso parmesano junto a la harina de almendra, corta la pechuga en filetes de alrededor de 120 g condimenta con sal y pimienta, sumérgela en los huevos batidos y luego pásalos por la mezcla de queso y harina de almendras hasta que queden bien cubiertas, si deseas puedes hacerlo por dos veces para obtener una buena cubierta.

Fríelos en abundante aceite hasta que queden bien doradas, una vez que estén bien doradas sácalas del aceite y escúrrelas, coloca sobre una bandeja y vas a cubrirlas con salsa de tomate y agregas sobre ellas queso mozzarella, puedes hacerlo con mozzarella rallada o en lonchas, introdúcelos en el horno hasta que el queso gratine, retíralos del horno y le agregas perejil y albahaca picadito. ¡A disfrutar!

SOUFFLÉ CIELO

Te traigo una deliciosa receta que desde el inicio te había prometido, se trata de esta maravilla de la alta cocina llamada soufflé cielo, es muy sencilla pero digna de los mejores restaurantes, y lo mejor de todo es que es totalmente keto, apunta los ingredientes:

- 6 huevos grandes
- 200 gramos de mozzarella rallado
- Media taza de leche de almendras
- Sal y pimienta al gusto
- Aceite en aerosol

Preparación

Mezcla en un cuenco los huevos con la leche y salpimentar, toma tres moldes para hacer soufflé y engrásalos, lo colocas sobre una bandeja para hacer galletas, agrega sobre cada molde el queso rallado hasta la mitad de cada molde y luego viertes la mezcla de huevo dentro de cada una de manera que den al ras de cada uno de los moldes, con el horno ya calentado a 180°, vas a hornear durante 30 minutos, o vigilando hasta que estos se esponjen y estén doraditos, al sacarlos del horno déjalos reposar solo un par de minutos y disfrútalo calientes o a temperatura ambiente.

ENSALADA DE PAVO

Ingredientes:
- 250 gramos de pechuga de pavo horneado
- 15 g de queso azul o Rockeffort
- Una taza de queso crema
- Cuatro tomates cherry
- Una lechuga de tamaño regular
- Cuatro lonchas de queso tipo americano
- Dos huevos cocidos
- Y dos lonchas de jamón cocido
- 1/2 taza de aceite de coco

Para preparar el aderezo solo debes mezclar el queso azul y el queso crema en la licuadora, licuar hasta que tenga una textura suave.

Cortar los huevos cocidos en cascos, cortar el queso en turas de aproximadamente dos centímetros de grosor al igual que el jamón, cortar la lechuga con un cuchillo plástico especial para lechuga de manera irregular y agregar los tomates cherry, aderezar con abundante aceite de coco, sal y pimienta, colocar la lechuga con el tomate en el centro del plato buscando siempre altura.

Colocar los cascos de huevo en forma de X y tiras de jamón y queso desde arriba hacia abajo alternando queso con jamón y tiras de pavo en el mismo sentido, finalmente agrega el aderezo de queso azul y a disfrutar.

ENSALADA CESAR AL ESTILO CETOGÉNICO

Este clásico de la alta cocina no podía faltar en este volumen, desde luego en esta oportunidad te traigo una opción fantástica al estilo de la dieta cetogénica.

Ingredientes:
- 5 cucharadas de mayonesa
- Una cucharadita de postre de mostaza de Dijon
- Un chorrito de limón
- Dos cucharaditas de parmesano rallado
- Sal y pimienta al gusto
- Media lechuga romana de tamaño mediano
- 220 gramos de pollo cocido a la plancha
- 159 gramos de tocino tostado en el horno
- 50 gramos de queso parmesano

En un boul vas a mezclar la mayonesa con la mostaza de dijo, le agregas el chorrito del jugo de limón y las anchoas bien picaditas, cuando esté bien mezclado vas a agregar las dos cucharaditas de queso parmesano. Cortas el pollo en trozos pequeños y la lechuga previamente lavada y bien escurrida la vas a cortar en trozos irregulares y mezclas la lechuga con el pollo, aderezas con aceite de oliva, colocas en el plato donde vas a presentar, y espolvoreas la tocineta bien picadita, el queso parmesano y mezclas bien, finalmente agregas el aderezo y buen provecho.

ENSALADA DE TOCINETA Y POLLO

Para esta deliciosa ensalada vas a necesitar estos ingredientes:

- 250 gramos de pechuda de pollo cocinados a la plancha en trozos
- 200 gramos de lechuga
- 50 gramos de radiccio
- 4 tomates cherry cortados a la mitad
- Una taza de aceite de coco
- Trozos de queso de cabra

Lavar bien los vegetales, cortar de forma irregular y mezclar todos los ingredientes en un boul grande, aderezar con suficiente aceite de coco, sal y pimienta al gusto.

CETOMELETTE CON QUESO

Ingredientes:

- 3 huevos grandes
- 2 cucharadas de aceite
- 30 gramos de queso mozzarella
- Sal y pimienta

Su preparación es sumamente sencilla solo debes mezclar todos los ingredientes en un envase de tamaño promedio, colocar en el sartén untado con aceite y dejar cocinar a fuego lento hasta que dore por ambos lados.

ALBÓNDIGAS DE POLLO ESTILO ITALIANO CON SALSA

- 300 gramos de pechuga de pollo
- 1 cucharadita de pimienta de cayena
- 1 cucharadita de ajo en polvo
- ½ cucharadita de pimento molido
- Sal y pimienta al gusto
- ½ cebolla
- 3 dientes de ajo
- Albahaca fresca
- Vino blanco
- Harina de almendra
- Harina de nuez
- 4 tomates

Tritura con cuchillo bien afilado el pollo, mezclar con todas las especias y agregar la harina de almendra y nueces la cantidad que sea necesaria para dar buen cuerpo a las albóndigas, formar bolas de un tamaño regular y freír en abundante aceite bien caliente y reservar.

Para la salsa, pica los tomates y cocina a fuego lento por 30 minutos con media taza de aceite de oliva, agrega sal y pimienta al gusto y cuando esté bien cocida, agrega el vino para mantener la humedad, la albahaca y las albóndigas dentro de la salsa, cocina por cinco minutos y listo para servir.

Con esta receta cerramos este capítulo. Ha sido un camino maravilloso el que hemos recorrido hasta aquí, pon en práctica cada una y no dudes experimentar el placer de cada bocado que vas a degustar.

CONCLUSIÓN

Así voy cerrando este libro que he desarrollado para ti con mucha dedicación, no ha sido fácil pero sí ha sido apasionante estar este tiempo contigo para poder brindarte la solución a los problemas con los que has estado lidiando.

Y sé que es una lucha que muchos tienen en este momento solo por la razón de la confusión que existe en la sociedad moderna, entre teorías que tratan de defender la idea de aceptación que es perfectamente válido, y aquellos que han adoptado esta idea que es positiva para tratar de crear una especie de conformismo con su condición física.

Soy de los primeros que estoy en contra de los modelos que propone la sociedad como estándares de belleza, pero es que en realidad no se trata de belleza, eso es lo de menos en este asunto, se trata de tu salud.

Justamente pensando en tu salud es que he decidido escribir este libro de Dieta Cetogénica, donde te hablo de la Dieta Keto Para Bajar de Peso, ¿cómo adelgazar comiendo lo que más te gusta?, cómo ganar energía y quemar grasa para siempre con este modelo de alimentación.

Sin duda estoy convencido que esta es la oportunidad tanto para ti como para mí de aprovechar una excelente oportunidad para aprender una metodología nueva en tu vida de cambiar hábitos alimenticios y una excelente oportunidad para mí de compartir estos secretos maravillosos que he puesto en práctica y me han brindado excelentes resultados.

Te hablé en este libro desde la A hasta la Z todo lo referente a la dieta cetogénica, he tratado de no dejar ningún secreto fuera que pueda serte útil y desde el principio te expliqué la manera en que funciona la dieta keto y cuál es la mejor manera de lograr la cetosis.

Si has puesto en práctica los principios descritos aquí en este punto ya debes estar disfrutando de los beneficios de la dieta, si lo iniciaste y aun no has visto los resultados correspondientes aun te recomiendo que revises nuevamente los principios incluidos para verificar dónde puede estar la falla.

Quizás solo se trata de un poco de paciencia y no de falla, recuerda que el metabolismo puede variar de una persona a la otra, entonces solo ten un poco de calma y seguramente en breve empezarás a ver los resultados que has estado esperando.

Recuerda hacer tu lista de alimentos y no olvides ningunas de las recomendaciones que te he dado. Estoy convencido que la prudencia es la mejor compañera que puede haber en este camino. No debes improvisar, así que pon atención a tu lista de alimentos, tenlos a la mano y compra lo necesario.

Debes recordar que si tu contexto puede presentarse como un factor de tentación que pueda hacerte caer en errores que te haga perder la cetosis debes tomar acciones drásticas como intentar involucrar a tu familia de manera que se hagan parte de tu esfuerzo y te ayuden a lograrlo.

¿Ya elegiste qué modelo de dieta seguir? Te entregué los distintos modelos que existen de la dieta cetogénica, y aunque trato de no ser fundamentalista por respeto a la libertad de cada individuo en este momento quiero atreverme a recomendarte que uses el modelo estándar, la razón es la sencilla, si es tu primera vez llevando a cabo este modelo de alimentación, no es bueno experimentar tanto, conviértete en un experto en la versión estándar y luego te vas dando ciertas libertades una vez que conozcas bien esta manera de alimentación.

Pon en práctica todos los principios que te enseñé sobre todo en el punto de cómo obtener los mejores resultados, sé que si lo haces pronto estarás contando los maravillosos beneficios de una dieta genial como la dieta cetogénica.

Quiero agradecerte por tu dedicación y es momento de ver los cambios que soñaste. Bienvenido a tu nueva vida, la vida que te regalas tú mismo al darte la tarea de poner a funcionar todos y cada uno de los principios, tips y consejos que te he dado en la *"Dieta Cetogénica: Dieta Keto para bajar de peso y adelgazar rápido. Mejora tu salud y quema de grasa para siempre."*

AYUNO

INTERMITENTE

TOMO II

INTRODUCCIÓN

El ayuno intermitente como método para perder peso es uno de los más recomendados en la actualidad y de hecho más puesto en práctica. Esto se debe fundamentalmente al alto número de casos de obesidad en el mundo. De hecho, de acuerdo a cifras oficiales de la Organización Mundial de la Salud, a partir del año 1975 la obesidad se ha ido triplicando a nivel mundial.

¿Qué nos depara el mañana?

Indudablemente si no tomamos acción podemos afrontar una pandemia mundial, por lo tanto, ante esta realidad han surgido cientos de propuestas de algunos "gurús" de la salud que en realidad solo aportan más ganancias para sus bolsillos que lo que benefician tu salud. Sin embargo, entre todo ese entramado de informaciones preocupantes, existen buenas noticias y una de ellas está en tus manos en este momento. Existen soluciones prácticas para poder vencer de manera real y contundente el problema del sobrepeso y más allá: el tema de la obesidad en cualquiera de sus fases.

¿Qué tan importante es superar la obesidad mórbida?

Hablar de perder peso no puede relacionarse jamás con asuntos de estereotipos, no es de ninguna manera algo discriminatorio como se ha querido hacer ver en una tendencia postmodernista absurda de aceptación social. Particularmente no tengo ningún problema con la gente obesa, lo que realmente me ocasiona problema es la obesidad en sí misma, y es contra ella que he afilado mi espada.

De hecho, este lenguaje simbólico que acabo de utilizar es el más ajustado a mis intenciones porque es justamente lo que quiero que veamos a partir de este libro que tienes en tu poder en este momento, una batalla que empieza hoy y que gracias al "Ayuno intermitente" vas a ganar.

¿A dónde quiero llevarte a partir de hoy?
Mi propósito es que conozcas de manera muy clara todo lo relacionado con el ayuno intermitente, vamos a tumbar algunos mitos y a comenzar a ver de la manera adecuada el tema de la suspensión periódica de algunos alimentos.

Pero debo hacer un paréntesis, este no es libro solo para obesos, es para toda persona que quiere alcanzar un estilo de vida saludable, que quiere mantener hábitos alimenticios sanos y que les permite vivir con mejor energía.

Lo primero que verás a partir del primer capítulo es toda la información muy detallada respecto al ayuno intermitente, la idea es despejar cualquier duda en este sentido, ya que muchas personas han temido ante la idea de que una acción aparentemente drástica como esta, cuando no se conoce a profundidad, pueda ser contraproducente para la salud.

En realidad, lo más dañino que se le puede hacer a la salud es mantenerse en un estado de quietud ante un cuadro de deficiencia, bien sea obesidad, enfermedades cardíacas, y afecciones que llevan al ser humano a vivir con una calidad de vida baja.

Es allí donde el ayuno intermitente entra al juego, para hacerte tomar acción mediante un cambio en tu estilo de vida y en tus hábitos alimenticios, de manera que puedas disfrutar los beneficios de suprimir conductas en relación a los alimentos que son perjudiciales.

Fundamentalmente este libro te mostrará de manera muy detallada, a través incluso de un paso a paso, cómo funciona y cómo llevar a cabo un ayuno intermitente, además también tendrás acceso a los distintos modelos de ayuno intermitente que existen e ir aplicando los más convenientes para lograr tu objetivo de tener un estilo de vida y alimentación saludable, para contar con una mejor calidad de vida también.

Para lograr tales objetivos hacen falta algunas actitudes de las que tú y solo tú serás responsable. Me refiero, en primer lugar, a la determinación, debes estar convencido que mejores hábitos alimenticios y lograr tu peso ideal no se trata solo de una opción, sino que es cuestión de vida o muerte, pero la determinación debe ir más allá, se trata de mejorar tu condición de salud y desde luego disminuir los riesgos potenciales de sufrir una innumerable cantidad de enfermedades.

Si decides tomar este régimen de alimentación con algunos principios que se encuentran en el desarrollo de todo este libro, puedes tener la seguridad de varias cosas, el primer valor agregado de perder peso es que se prolonga de manera significativa tu tiempo de vida.

Pero más allá todavía, se trata de vivir y vivir bien y esa es la mayor garantía que puedo darte en estas líneas. Como ya he mencionado no se trata solo de tema estético, aunque al final de la jornada mirarse al espejo y estar contento con lo que se ve es altamente gratificante, eleva considerablemente la autoestima y te ayuda tener cada vez más confianza en ti mismo.

Al finalizar esta guía titulada "Ayuno Intermitente" puedes estar seguro de que estarás listo para llevar a cabo todo este procedimiento, ya que sabrás la manera correcta de elaborar los distintos tipos de ayuno intermitente, los beneficios no solo físicos sino mentales, pero sin dejar de lado la realidad de las consideraciones que se deben tener en cuenta a la hora de tomar la decisión definitiva de cambiar tu vida a través de este método ampliamente estudiado y con resultados evidentes.

Podrás encontrar una serie de información que es práctica, con la que puedes aprovechar mejor el ayuno intermitente. Así que prepárate para leer las siguientes páginas.

CAPÍTULO I: ¿QUÉ ES EL AYUNO INTERMITENTE Y CÓMO FUNCIONA?

Bienvenido al primer capítulo, durante el desarrollo de este voy a abarcar todo lo relacionado con el aspecto funcional del ayuno intermitente, vamos a evaluar brevemente de dónde proviene esta idea y toda la evolución histórica de esta práctica, de dónde provienen los principios de la dieta intermitente y cómo estos actúan en nuestra vida.

Pero, además, se trata de ver cuál es la ciencia que hay detrás del ayuno intermitente y cómo es que la aplicación de este puede traer los beneficios esperados para el cuerpo humano, a saber, fundamentalmente el deseo y plan fundamental de perder peso y mejorar la salud.

BREVE RESEÑA

Si hacemos un sondeo vamos a encontrar que en casi todas las culturas se ha practicado el ayuno, aunque de distintas maneras y con propósitos diferentes.

En los registros de la historia judía encontramos innumerables citas referentes a la práctica del ayuno, pero por ejemplo aun en la práctica del yom kipur se abstienen de alimentos, en la cultura árabe y específicamente en la religión musulmana aún se celebra el famoso mes del Ramadán una de las convocatorias mundiales de ayuno más grande, en la que musulmanes de todas partes del mundo se unen para ayunar.

Por su parte, en el cristianismo, durante la cuaresma, se practica igualmente el ayuno. Pero, además, en religiones como la hindú se mantienen también este tipo de hábito, pues el ayuno realmente ha pasado a ser dentro de algunas culturas y religiones un hábito. Por ejemplo, existe la práctica conocida como Karwa Chaud en el que las mujeres ofrecen de manera devocional ayuno por el bienestar de sus esposos.

Las razones son múltiples, las maneras muy variadas, pero los beneficios físicos y del organismo son comprobables.

En inglés se conoce como intermittent fasting o IF. Se describe como un periodo en el que se realizan ciclos regulares de ayuno y alimentación. Es una combinación por así decirlo.

En 1943 un estudio científico sobre el ayuno intermitente fue realizado en ratas, y se encontró que, ayunando un día de dos, tres, o cuatro, prolongaba la vida de las ratas. Esto en un 15 a 20%, en comparación con otras ratas que podían comer siempre que lo quisieran. Y cabe destacar que ninguna de las ratas que ayunó tuvo algún efecto detrimental en el crecimiento.

Otro estudio demostró que el ayuno intermitente puede extender la vida y además puede aumentar la resistencia a enfermedades relacionadas con la edad de los roedores. Y además mejorar la salud de humanos que tienen sobrepeso.

Dicho estudio presentó que el ayuno intermitente puede tener beneficios muy similares a los de la restricción calórica. Y se ha dicho además que este tipo de ayuno ayuda a mejorar el sistema cardiovascular y el neurológico.

Suena bastante prometedor ¿cierto? Sigamos adelante, veamos más estudios que aprueban la eficacia del ayuno intermitente.

En otro estudio hecho en ratones se encontró que los beneficios de este ayuno parecen no estar relacionados con una reducción global en la ingesta calórica.

En el año 2007 en una revisión del ayuno interdiario se afirma que los hallazgos en animales sugieren que este modo de ayuno puede modular eficazmente ciertos factores de riesgo, con el fin de impedir enfermedades crónicas.

En este sentido, es importante mencionar un trabajo de investigación que se ha realizado sobre los efectos del Ramadán en las personas, se trata de un estudio aplicado a catorces personas saludables que ayunaron durante quince días, desde la salida del sol hasta el anochecer, sin comer ni beber absolutamente nada en este periodo de tiempo.

Los resultados arrojados por este estudio concluyeron que luego de ayunar hubo un importante incremento en los niveles proteicos del gen TPM3 en el periodo comprendido entre el inicio del ayuno y la semana siguiente al principio de esta. De igual forma se encontraron niveles elevados de la misma proteína tropomiosina 1, 3 y 4 estas están encargadas directamente de mantener en buen nivel las células y a su vez se encarga de las reparaciones de las mismas.

Otro de los importantes impactos positivos de este modelo de ayuno, al aumentar los niveles del gen TPM 3, es que este genera mayor sensibilidad a la insulina, esto como efecto fundamental trae que las células del cuerpo hagan uso de la glucosa en el torrente sanguíneo de manera más efectiva.

¿CÓMO FUNCIONA EL AYUNO INTERMITENTE?

El ayuno consiste básicamente en abstenerse de consumir alimentos, aunque algunas culturas como el Ramadán incluso suprimen el consumo de agua, la verdad es que en nuestro caso no hay ningún problema en manejar un buen nivel de hidratación y se permiten algunas otras bebidas.

En cuanto al ayuno intermitente se refiere básicamente a un ritmo en el que hay que evitar el consumo de alimentos y alternarlos con períodos cortos de ingesta de los mismos.

Existen varios modelos de ayuno intermitente todos estos con sus características particulares cuyo uso se hará de acuerdo a cuáles sean las prioridades de uno y otro individuo, entonces dependería de tus propósitos y prioridades que consideres uno u otro modelo a seguir.

La forma en que este método de alimentación causa un efecto en el organismo y permite efectivamente que este pierda grasa llevando así a la pérdida de peso, es muy sencilla: al privar al cuerpo durante cierta cantidad de horas de alimentos, el nivel de insulina desciende de manera considerable.

La glucosa en la sangre baja de manera inmediata ya que no tiene los macronutrientes que necesita para generar combustible (en este caso azúcar) de manera que el cuerpo comienza de automáticamente a buscar fuentes alternativas de energía.

Sobre este asunto hay que tener en cuenta una serie de aspectos importantes, entre ellos considerar que las fuentes de energía del organismo son tres: los carbohidratos, las grasas y las proteínas, de estos tres la fuente favorita del organismo son los carbohidratos, ¿y a que se debe esto?, es muy sencillo, los hidratos de carbono son los alimentos más fáciles de transformar en energía convirtiéndolo en glucosa, por ello es que la fuente principal de energía del organismo es la glucosa que ingresa a nuestra sangre.

Al encontrarse carencia de esta sustancia en el organismo el sistema metabólico inmediatamente se activa en búsqueda de energía, por lo tanto, accede a las reservas energéticas de nuestro cuerpo, las grasas. De esa manera es que comienza la pérdida de grasa y en consecuencia la pérdida de peso a través del ayuno intermitente.

TIPOS DE AYUNO INTERMITENTES

Una de las bondades que vas a encontrar en el ayuno intermitente es que tienes varios modelos que puedes aplicar, insisto, de acuerdo a tus prioridades, pero lo mejor es que puedes ir de la manera más simple a la más compleja con el fin de ir adaptando tu organismo sin tener necesariamente que estar obligado a apegarte a un sistema que puede generarte frustración.

LA DIETA 5:2

Este patrón 5:2 también denominado "la dieta rápida" es un método creado por el médico y periodista británico Michael Mosley. Es un protocolo ligero que consiste en ayunar durante 2 días no consecutivos en la semana, donde podemos comer de 500 a 600 calorías. Mientras que los otros 5 días podemos alimentarnos de forma natural y sin restricciones.

En los 2 días de ayuno durante la semana, en el caso de las mujeres se puede consumir un total de 500 calorías, y en los hombres hasta 600 calorías. Esta dieta no es para nada difícil, si se tiene el conocimiento correcto y los resultados que se pueden alcanzar en los dos días de ayuno son insólitos.

Menos calorías consumidas significa aumento del metabolismo, lo que también aumenta la quema de reservas de grasa. Según estudios han encontrado que la pérdida de peso común con esta dieta es de aproximadamente una libra y hasta 3 libras por semana.

La dieta 5:2 podría ser una técnica interesante para aquellos que quieren iniciarse en el ayuno intermitente, porque es más fácil de seguir que otras opciones, al mismo tiempo ofrece grandes beneficios para nuestra salud.

Sin embargo, hay que tener en cuenta que se debe realizar un seguimiento cercano y minucioso de la cantidad de calorías que ingerimos en los dos días de ayuno, se requiere disciplina para lograr nuestros objetivos.

AYUNO EN DÍAS ALTERNOS

El ayuno en días alternos (*alternate-day fasting* o ADF) es utilizado generalmente para perder peso rápidamente.

Es conocida como la "dieta del día siguiente" y exige que se alternen los días entre una alimentación sin restricciones y el consumo de muy pocas calorías. Aquí se ayuna cada dos días, en lugar de dos veces por semana, siendo un régimen más intenso, por lo que se ha sugerido a las personas realizarlo hasta alcanzar el peso deseado. Posteriormente puede reducirse siempre y cuando se siga manteniendo el peso ideal.

La mayoría de los estudios sobre el ayuno en días alternos usa un criterio parecido a la dieta 5:2, que permite consumir una comida pequeña (normalmente unas 500 kilocalorías) en los días de "ayuno".

Entre otros beneficios encontramos la eliminación de grasa corporal al realizar este tipo de ayuno, lo cual se debe a que la ingesta de carbohidratos sigue siendo baja, los músculos entregan los carbohidratos almacenados lo que se denomina glucógeno de los músculos, como energía. Cuando disminuyen los niveles de glucógeno el cuerpo aumenta su capacidad de quemar grasa corporal. En este caso, es importante reducir la ingesta de carbohidratos, pues de este modo se intensifica la quema de grasas.

Dar un impulso al metabolismo es otro de los beneficios de este ayuno como una estrategia eficaz de adelgazamiento permitiendo mantener el metabolismo elevado.

Hace que el cuerpo tenga que adivinar en lugar de dejar que se acostumbre a una forma concreta de comer día tras día. Pero para esto es importante cambiar hábitos poco saludables, para sorprender al metabolismo y provocar una respuesta positiva.

Las investigaciones han demostrado que el ayuno en días alternos puede lograr una importante pérdida de peso en un período de entre 8 y 12 semanas. Proporciona una mayor reducción de la ingesta de calorías que el método dietético tradicional, lo que debería traducirse en una mayor pérdida de peso en la fase inicial. Pero se considera fundamental el seguimiento de la dieta para evitar decaer y aumentar la ingesta de calorías.

ALIMENTACIÓN EN TIEMPO RESTRINGIDO.

La alimentación en tiempo restringido (*time-restricted eating* o TRE) consiste en ayunar totalmente durante períodos prolongados de 16 a 20 horas y consumir las calorías en periodos específicos.

La diferencia más común de la alimentación en tiempo restringido es que utiliza una proporción entre el ayuno y la alimentación. Este es el caso del tipo 16:8 (16 horas de ayuno y 8 horas de alimentación).

Existen personas que aplican este ciclo de alimentación saltándose el desayuno, de tal forma que retrasan su primera comida diaria hasta el mediodía y consumen todos los alimentos entre las doce del mediodía y las ocho de la noche.

Algunos estudios han mostrado que la ingesta de calorías en un período de 24 horas se reduce cuando las personas se saltan el desayuno. Pero la cantidad de calorías usadas por la actividad física también disminuye, lo que compensará total o parcialmente el déficit calórico logrado al saltarse el desayuno. Por lo tanto, omitir el desayuno no conllevará a una pérdida de peso importante, sino que reduce la eficacia de la insulina para regular los niveles de glucosa en sangre después de la comida, lo que indica un efecto negativo en la sensibilidad a la insulina.

Las investigaciones revelan que el ayuno en días alternos no es recomendable como un esquema de nutrición general para todas las personas, se cree que es un buen programa durante algunos meses para que las personas obesas puedan perder peso, podría ser una intervención clínica útil en enfermedades causadas por la inflamación, ese aspecto requiere de más investigación antes de ser aplicado en la vida diaria.

EL AYUNO 16/8 O PROTOCOLO LEAN GAINS.

Este patrón de alimentación fue inventado por el experto en Fitness Martin Berkhan, es un cronograma de ayuno intermitente ideal para principiantes que implica realizar un ayuno de 14 a 16 horas por día, las restantes 6 a 8 horas, son para el periodo de alimentación.

El escenario ideal para realizarlo sería estar 4 horas después de levantarse sin comer. Supongamos que nos levantamos a la 6 de la mañana y nuestra primera comida, el desayuno, es a las 10 de la mañana, eso significa que nuestra última comida el día anterior debió ser a las 6 de la tarde.

En el contexto de la actividad física, este es una metodología nutricional que se combina con el entrenamiento de grandes pesos para ganar masa muscular, tiene popularidad en los gimnasios, siendo el ayuno intermitente más extendido.

Es recomendable que cuando nos entremos en la ventana de alimentación consumamos grasas saludables, proteína y las verduras fibrosas que necesitan el cuerpo y el cerebro todos los días. Se debe recuperar el equilibro crítico entre los estados anabólico (de reserva) y catabólico (de descomposición).

Durante la ventana de ayuno podemos incluir el agua en mayor proporción, junto con té o café negro ya que ninguno contiene calorías.

Es importante hacer una distribución de nuestros horarios de comida, actividades diarias (trabajo, entrenamiento para poder adaptarlo lo mejor posible y no caer en atracones a media jornada.

Una de las estrategias que podemos utilizar durante el periodo de ayuno, es que coincida con las horas que dedicamos a dormir para evitar la sensación de hambre, lo cual es común durante los primeros días, mientras nos adaptamos.

Finalmente se recomienda para aquellas personas que realizan actividad física, que antes de finalizar el ayuno podrían realizar un entrenamiento de alta intensidad para lograr una mayor recompensa hormonal.

EL AYUNO 12/12

Este ayuno consiste en el descanso nocturno de unas 12 horas sin ingesta alimentaria y una ventana de alimentación en las doce horas restantes. De tal manera que, si cenamos a las 9 de la noche y nos acostamos y no volvemos a ingerir alimentos hasta las 9 de la mañana, habremos realizado este tipo de ayuno. Se debe mantener en la ventana de alimentación una ingesta adecuada al horario habitual cada 3-4 horas.

Se considera que esta es una forma de ayuno a corto plazo más fácil de practicar y cualquier persona puede mantenerla sin demasiado esfuerzo.

Con este método, el aparato digestivo descansa y se motiva a la producción de la hormona del crecimiento.

Una estrategia de preparación a este método es abstenerse de comer entre horas, despedirse de los aperitivos y dejar un periodo mínimo de cuatro horas entre comidas. Es preferible no ingerir más alimentos calóricos después de la cena, la cual debe comerse temprano.

EL AYUNO 20/4

El ayuno intermitente 20/4 consiste en ayunar por 20 horas y abrir la ventana de alimentación durante las 4 horas restantes del día.

En este tipo de ayuno debemos ingerir comidas en más grandes proporciones, pero en menos frecuencia.

Tal vez podamos hacer 2 comidas al día con una frecuencia de 4 horas entre comidas. Y la forma en que podríamos implantarla es dejarla para el final del día y preparar una cena más completa de lo normal. El resto del día podemos tomar agua, café o té.

Cuando nos levantemos podríamos esperar hasta las 12 del medio día o cuando tomemos nuestra primera comida y luego esperamos 4 horas para tomar nuestra cena.

Es importante saber que cuando realizamos este tipo de ayuno intermitente, podemos correr el riesgo de no comer suficientes alimentos en el día ya que nuestra ventana de alimentación se reduce a solo unas cuantas horas y algunas personas presentan dificultad para comer tanta comida en un momento determinado. Por este motivo no es recomendable hacer este ayuno tan frecuentemente, porque se puede llegar a convertir en un tipo de dieta baja en calorías lo cual ralentizará nuestro metabolismo.

En mujeres se sugiere no realizar ayuno intermitente 20/4 diariamente, lo ideal sería hacerla 1 vez cada 2 semanas o 1 vez al mes, ya que ofrece muchísimos beneficios que otros ayunos más cortos no ofrecen.

Dietas como la "The Warrior Diet" están basadas en esta estructura 20/4 y prometen ser capaces de conseguir resultados sin controlar demasiado lo que comemos. Al final, con una sola comida al día es bastante difícil pasarse.

Ahora que conoces los fundamentos principales del ayuno intermitente, es momento de avanzar hacia el siguiente capítulo.

CAPÍTULO II: ¿QUÉ COMER Y CUÁNDO HACERLO?

En este punto es importante hacer una evaluación justa de lo que se debe consumir durante el ayuno intermitente, pero para poder reflejarlo de manera práctica se tomará como punto de apoyo la dieta 16/8.

Para poder evaluar cuáles son los horarios adecuados y cuál es el estilo de alimentación, es preciso dar un repaso al reloj de nuestro organismo para saber cómo este se desempeña.

A continuación, un cronograma sobre cómo se comporta el organismo según los horarios del día:

4:00 am a 12:00 am: En este periodo de tiempo nuestro organismo se encargará de desechar todas las toxinas que se encuentren en nuestro organismo, por lo que este periodo lo podemos identificar como un tiempo de limpieza y purificación.

12:00 m a 8:00 pm: Nuestro cuerpo se encarga de llevar a cabo la producción de las enzimas digestivas, y todos los jugos digestivos que necesita el organismo para asimilar de manera adecuada la comida, es decir, tener una óptima digestión y descomposición de los nutrientes y macronutrientes que se requieren para que el cuerpo absorba todos los beneficios de los alimentos.

8:00 pm a 4:00 am: En este tiempo el cuerpo se encarga de regenerar todas nuestras células, este es el periodo de regeneración.

Si nos basamos en este caso, en el modelo de dieta 16/8 lo recomendable será siempre que el horario de ayuno esté enmarcado entre las 8:00 pm y las 12:00 del mediodía, dentro de este espacio de tiempo no vas a ingerir ningún alimento, solo hidratarte con buena cantidad de agua.

Una vez que hayas culminado este período de tiempo, asegúrate de no excederte con la comida que vas a ingerir, es decir, tu primera comida debe ser algo ligero.

¿QUÉ COMER DURANTE EL AYUNO?

La respuesta es muy sencilla no debes comer nada, por esta misma razón es un ayuno, sin embargo, y a diferencia del Ramadán, puedes consumir algún tipo de bebidas, por ejemplo, agua, pero sin ningún tipo de aditivos ni gasificada, puedes tomar té, o café, pero no debes agregarles azúcar, crema ni leche, solo al natural.

¿QUÉ COMER EN LAS HORAS DE LA VENTANA DE ALIMENTACIÓN?

Primero debemos incluir en nuestra dieta proteínas bajas en sodio y alimentos ricos en proteínas. Estos son esenciales ya que nos permitirán controlar la pérdida de peso y mantener la masa muscular, pero lo que se busca son los alimentos magros y bajos en sodio que sean ricos en proteínas.

Por un lado, los alimentos bajos en sodio nos ayudarán a mantener la presión arterial bajo control y también mejorará la salud de nuestro corazón. No contienen más de 140 miligramos de sodio por porción.

Y por otro lado los alimentos ricos en proteínas son aquellos con 10 gramos de proteína por porción, como las carnes, aves, mariscos y productos de soya:

- Carne de res: en bistec, carne asada (baja en sodio), chuleta, carne molida (95% magra).
- Pechuga de pollo sin piel ni hueso, muslos de pollo sin piel, pechuga de pollo molida, pechuga de pato.
- Pescado: bagre, merluza, pargo, bacalao, salmón rojo, sardinas, trucha, atún de aleta amarilla.
- Mariscos: langosta, camarones.
- Productos lácteos: requesón, queso suizo, claras de huevo, leche, yogur griego (sin grasa, natural).

También es importante incluir grasas saludables encontradas en productos lácteos, aderezos, frutas como el aguacate y las aceitunas, nueces y semillas (almendras, mantequilla de maní, semillas de girasol) y aceites (aceite vegetal, de linaza, de oliva y de canola).

Los vegetales los podemos incluir porque son ricos en vitaminas, minerales, fibra y antioxidantes que nos ayudan a mantener una dieta saludable. Dentro de estos encontramos dos tipos de vegetales.

1. Vegetales sin almidón: son ideales para los días de ayuno porque son bajos en carbohidratos y son una buena fuente de fibra (maíz fresco, frijoles, brócoli, repollo, coliflor, apio, pepino, berenjena, ajo, lechuga, champiñones, cebollas, perejil, rábanos, arvejas, espinacas, calabaza, acelgas, tomates, entre otros).

2. Vegetales con almidón: son adecuados para los días en que termina nuestro periodo de ayuno y podemos comer de forma normal ya que contienen más carbohidratos que los otros.

Los condimentos también son importantes a la hora de hacer la dieta porque son una excelente manera de aportar variedad a las preparaciones, estos son: las hojas de laurel, comino, ajo en polvo, romero y tomillo.

Finalmente, podemos incluir las bebidas correctas las cuales pueden proporcionarnos beneficios nutricionales: agua mineral, café, té (con infusiones herbales) y agua de coco.

¿CUÁNDO DEBE COMER?

Esto ya lo he mencionado antes, es decir, solo puedes comer en los horarios establecidos como la ventana de alimentación, esto dependerá del modelo de ayuno que hayas elegido.

Como ya te mencioné, existen varios modelos de ayuno intermitente, por ejemplo, en el 16/8 solo podrás comer en la ventana de ocho horas que has pautado para ese fin, igualmente ya te había dicho que lo preferible es que lo hagas partiendo desde las doce del mediodía para respetar los horarios del organismo, hasta las ocho de la noche.

De igual forma, resulta importante agregar que esos horarios son sugeridos, de ninguna manera son estrictos, por ejemplo, en el caso del Ramadán el tiempo de ayuno comienza en la mañana, aproximadamente entre las 4:00 y 5:00 de la mañana y se extiende a lo largo del día hasta aproximadamente las 6:00 pm, y los efectos son verdaderamente positivos.

Insisto, dependerá del modelo de ayuno que elijas, por ejemplo, en el ayuno 12/12 ya sabes que tienes un rango de doce horas que puedes utilizar para comer y el resto solo agua, té o café.

Así culmino este capítulo en el que te acabo de enseñar las reglas necesarias que debes tener en cuenta a la hora de llevar a cabo tu ayuno intermitente, es hora de avanzar para ir descubriendo más bondades de esta práctica ancestral y milenaria.

CAPÍTULO III: BENEFICIOS DEL AYUNO INTERMITENTE EN LAS MUJERES

En este capítulo se definirán cada uno de los beneficios que este modelo de interrupción de la ingesta alimenticia tiene para el cuerpo humano, sin embargo, es bien sabido que cuando hablamos del organismo de las mujeres y el de los hombres indudablemente no se trata de lo mismo, pues hay algunos elementos que son diferenciales debido a la naturaleza, conducta y rasgos de cada uno de los géneros humanos.

Al hacer referencia a elementos diferenciales, según el género, se debe tener en cuenta los sistemas particulares como la naturaleza hormonal, la endocrina, y la inmunológica que en la mujer son definitivamente diferente al sistema de los hombres, por esta razón no podemos ver de forma general los efectos del ayuno intermitente en los hombres y en las mujeres.

Debido a este detalle importante, es necesario hacer un breve, pero minucioso análisis, de los beneficios que trae consigo el ayuno intermitente, enfocado en este momento específicamente al caso de las mujeres.

Es cierto que en el caso de las mujeres el ayuno intermitente exige ser un poco más protocolar debido a las condiciones, por ejemplo, hormonales de la mujer. Sin embargo, y pese a todas las implicaciones que esto pueda tener, seguir el protocolo de ayuno intermitente brinda una serie de beneficios a las mujeres que se mencionarán a continuación.

AUMENTO SIGNIFICATIVO DE LA ENERGÍA

Uno de los beneficios que seguramente va a parecer profundamente significativo y muy interesante para las mujeres es el aumento de la energía, tanto la energía física como la mental, eso desde luego como consecuencia del aumento de la adrenalina, noradrenalina, catecolamina y una significativa inyección que hace el organismo de dopamina durante las mañanas.

Es un efecto directo de mantener los niveles bajos de glucosa en el organismo, y empezar tu ritmo de manera activa, si además incluyes algunos ejercicios en ayuna el organismo se encargará de segregar esas hormonas que se han mencionado.

De igual manera activa la segregación de la dopamina que entre muchas funciones como interferir de manera positiva en la funcionalidad motora del cuerpo, igualmente se le relaciona con la mejora en las capacidades cognitivas del individuo.

MEJORAS DEL METABOLISMO

Este beneficio se debe a la mejora y evidente sensibilidad a la glucosa, de igual manera a la capacidad de permitir que los receptores del organismo se vuelvan nuevamente sensibles a los nutrientes, es así como se produce la aceleración del metabolismo.

De hecho, este beneficio guarda relación muy estrecha con los procesos que originan el incremento de la energía, es decir, la liberación de noradrenalina, catecolamina y dopamina, pero con la salvedad de que para lograr este efecto metabólico es sumamente necesario acompañar el método con algunas rutinas de ejercicios, un buen descanso del cuerpo y tratar de mantenerse en un excelente estado de relajación.

MEJORA EL SISTEMA AUTOINMUNE

Es una gran y quizás triste realidad que las semanas previas al ciclo menstrual, las mujeres, por regla general, tienen una reacción del sistema autoinmune negativa, lo que trae consigo la proliferación de bacterias, es entonces cuando la mujer en su estado previo al ciclo menstrual, padece una notable elevación de temperaturas y la proliferación de algunas infecciones dentro de las mucosas del organismo, hinchazón general en el organismo, entre otras cosas.

Justamente gracias al ayuno intermitente y al desarrollo de la autofagia en medio de todo este proceso, se hace posible que la inmunidad del organismo mejore de manera significativa.

Es importante señalar que no es importante para este efecto que estés ayunando todos los días del mes, pero por lo menos hacerlo unas tres o cuatro veces a la semana, esto será más que suficiente para que en el momento en que la mujer entre en los procesos hormonales del ciclo de menstruación su sistema inmunológico esté listo para hacer frente a los síntomas que se presentan.

APORTA BENEFICIOS IMPORTANTES EN EL SÍNDROME DE OVARIO POLIQUÍSTICO

Es necesario tener un equilibrio en la comprensión de este beneficio, no se debe señalar de manera irresponsable que el ayuno intermitente es un tratamiento completo para enfrentar y curar el problema de ovario poliquístico. La verdad es que esta patología es generada por múltiples factores que deben ser considerados para su tratamiento con mucha seriedad.

Normalmente los efectos del ovario poliquístico se tratan con una alimentación balanceada, y en algunos casos se hace necesario el consumo de medicamentos prescritos por especialistas, sin embargo, de acuerdo a la observación muy cuidadosa que se ha hecho en algunas pacientes con esta patología se ha determinado que el ayuno intermitente logra bajar de manera significativa la glucemia y la insulina mejorando la sensibilidad a la misma, y eso genera condiciones para reducir los efectos de esta afección.

Además de los beneficios que se han mencionado hasta ahora, también hay uno muy importante, y se relaciona con el mismo efecto que permite reducir el problema de ovario poliquístico, y se trata del incremento de la posibilidad de concebir.

De hecho, la comparación entre pacientes con problemas de fertilidad, que normalmente habían sido tratadas con fármacos, con pacientes a las que en sus tratamientos se les adicionó la práctica del ayuno intermitente, los resultados de estas últimas fueron realmente significativos, logrando así una considerable reducción de la cantidad de tiempo requerido para lograr el efecto de la fertilidad.

Desde luego que, como ya se ha mencionado, no es efecto de solo la aplicación del régimen de ayuno intermitente, sino que en la mayoría de los casos debe estar acompañado de otros aspectos relevantes para lograr los objetivos deseados, por ello se comparten a continuación algunas claves que necesitas saber para sacar mayor provecho del ayuno intermitente.

CLAVE # 1: ALIMENTACIÓN BALANCEADA

Efectivamente, para ver más potencializada la acción del ayuno intermitente, debes acompañarlo de una alimentación balanceada. Si el propósito consiste en perder peso, lo mejor en todo caso siempre resultará que lo apliques junto a un conteo de calorías o algún otro método para perder peso.

CLAVE # 2: AGREGA UNA RUTINA DE EJERCICIO

El otro factor que sin duda es de alto impacto en los resultados del ayuno intermitente, es agregar a tu día a día una rutina de ejercicios que vendrán a complementar este régimen, te puedo garantizar que no solo para perder peso, sino para una vida más saludable, vas a encontrar que agregar una rutina de caminata diaria, ejercicios aeróbicos o anaeróbicos son prácticas positivas que ayudan a potenciar los resultados del ayuno intermitente.

CONSEJO # 3: NO LO HAGAS TODOS LOS DÍAS

Una vez que pongas en práctica el ayuno intermitente vas a notar el rápido efecto en ti y verás que en realidad vas a estar en una condición física formidable, esto se debe a todo el trabajo de limpieza, desintoxicación, desinflamación que tiene la dieta.

Sin embargo, la recomendación es que al inicio solo practiques el ayuno intermitente máximo unos tres días a la semana, no debes afanarte por hacer más días, ya que si en efecto bajas de manera muy brusca los porcentajes de grasa en el organismo, puedes tener una gran variedad de efectos secundarios y hormonales negativos.

De esta manera llegamos al final del tercer capítulo. Como has podido contemplar se le ha dedicado todo este espacio a las mujeres, con la intensión que puedan tener un mejor conocimiento de los efectos del ayuno intermitente en el cuerpo y en el organismo.

Además, he puesto a disposición una serie de consejos que, si los consideras, podrás ver enormes beneficios que no se limitarán solo a la idea de usar el ayuno intermitente como medio para perder peso.

CAPÍTULO IV: ¿CÓMO HACER AYUNO INTERMITENTE PARA ADELGAZAR?

Ahora ha llegado el momento de abordar uno de los objetivos del ayuno intermitente: adelgazar. ¿Cómo se puede hacer para adelgazar con este método?

A lo largo de los capítulos anteriores te he presentado los fundamentos del ayuno intermitente y los beneficios, pero también las razones por las que necesitas un mejor estilo de vida y tener un peso ideal. Ahora es momento de presentar cómo hacer ayuno intermitente para adelgazar.

PASO # 1: LLEVA A CABO UN RÉGIMEN ALIMENTICIO MUY BALANCEADO

Si deseas sacar el mayor provecho del ayuno intermitente necesitas fortalecer todo el proceso con una dieta que sea coherente a los principios de este método, y que además de coherencia aporte mejores condiciones para adecuarte al mismo. Te presentaré algunas de las dietas que puedes implementar:

DIETA HIPOCALÓRICA

Es una de las más populares y realmente eficaz, es solo un conteo calórico por medio del que podrás llevar un control de la cantidad de calorías que estás consumiendo, en comparación con las calorías que estás quemando en tu día a día.

DIETA CETOGÉNICA

La dieta cetogénica es una dieta baja en hidratos de carbono y está sustentada por un alto consumo de alimentos grasos. A través de este modelo de alimentación se activa un proceso llamado cetosis que promueve la pérdida de peso.

Lo importante es que tengas claridad en que el hecho de hacer el ayuno intermitente, no implica de ninguna manera que en el periodo dentro del cual se permita la ingesta de alimentos vas a comer de forma desordenada y desmedida, es necesario que tengas un control de lo que vas a comer.

PASO # 2: INCLUYE UN RÉGIMEN DE EJERCICIOS

No cabe la menor duda de que la manera más efectiva de activar todo el proceso metabólico y acelerar la pérdida de grasa en el organismo es a través de un régimen deportivo, preferiblemente aeróbicos o anaeróbicos, aunque no puedo negar que cualquier práctica deportiva es útil.

Sin embargo, la efectividad de la pérdida de grasa estará más presente dependiendo de si eliges entre ejercicios aeróbicos o anaeróbicos. La recomendación es que tomes a consideración realizarlos en las horas previas a la primera comida del día.

PASO # 3: CUIDADO CON LA OBSESIÓN

Es un problema muy peligroso y a la vez un error muy frecuente que muchas personas cometen. Y no es que esté tratando de decir que tener altos niveles de motivación sean negativos, solo trato de señalar que esa emoción debe estar marcada por el equilibrio, pues perder el control puede traer consigo una serie de situaciones contraproducentes para los deseos de perder peso de manera eficaz.

Puede ser que en tus primeras semanas lleves a cabo el ayuno intermitente sin problema alguno y de manera continua, sin embargo, cuando se presenta una tendencia de baja demasiado marcada de insulina lo que se puede lograr con eso es un bloque del sistema metabólico y perder la capacidad de seguir disfrutando de los beneficios del ayuno.

En estas tres claves que acabo de mencionar están los principios que necesitas para lograr el objetivo de perder peso y convertirte en una persona saludable que de hecho es la razón principal por la que debes esforzarte.

Debes mantener un enfoque demasiado claro y así no permitir que ningún tipo de emoción te haga perder el norte de lo que quieres alcanzar, el método es efectivo, el descuido puede convertirlo en inefectivo así que es preciso evaluar cada uno de los principios que te acabo de señalar para lograr los objetivos planteados.

¿POR QUÉ ES EFECTIVO EL AYUNO INTERMITENTE PARA BAJAR DE PESO?

En otros aspectos, el ayuno intermitente se considera una de las herramientas más poderosas para perder peso porque reduce la insulina e incrementa el crecimiento de los niveles hormonales, también aumenta la liberación de la norepinefrina (noradrenalina), la hormona que fomenta la reducción de grasas. Adicionalmente el ayuno intermitente modifica los niveles hormonales para facilitar la pérdida de peso; gracias a estos cambios en las hormonas, los ayunos a corto plazo podrían incrementar el ritmo metabólico entre un 3,6 y un 14%.

Un estudio realizado en el año 2014 descubrió que este plan de alimentación puede causar entre un 3 y un 8% de pérdida de peso en 3 y 24 semanas, lo que supone una cantidad muy significativa si se compara con la mayoría de estudios para la pérdida de peso.

Según el mismo estudio, las personas durante el ayuno intermitente pierden entre un 4 y 7% de cintura, lo que indica una pérdida importante de grasa perjudicial en el abdomen, el cual surge alrededor de los órganos y provoca enfermedades.

El ayuno intermitente nos ayuda a comer menos calorías en general. Pero, si por el contrario, presentamos atracones o comemos de forma compulsiva durante los periodos de ingesta, podrá ser difícil perder peso.

Finalmente, debemos consumir menos calorías de las que el cuerpo requiere, facilitando de esta manera la pérdida de peso. Los seres humanos comemos por instinto y nos alimentamos de lo que el cuerpo nos pide, buscando mantener el peso actual, por ese motivo es que es necesario realizar cambios en la dieta y en el estilo de vida en general para que el proceso del ayuno intermitente funcione. Entonces si llegamos a controlar el apetito y preparamos menos comida en el día, esto nos permitirá fácilmente crear el déficit y mantenerlo en el tiempo, si dejamos de desayunar, estaremos consumiendo menos calorías, provocando la pérdida de peso, nos acostumbraremos a comer de una manera más sana, creando una mejor adherencia.

CAPÍTULO V: MEJORA LOS BIORRITMOS CON EL AYUNO INTERMITENTE

En este capítulo abordaremos qué son los biorritmos. Lamentablemente es el desconocimiento de los procesos biológicos por los que pasa nuestro organismo que nos lleva a cometer enormes errores en este sentido y violenta de manera directa los procesos naturales del mismo.

¿QUÉ SON LOS BIORRITMOS?

Los biorritmos son los ciclos de los distintos estados biológicos que regulan las condiciones fisiológicas del ser humano. La ciencia cada día se acerca de manera más efectiva a la realidad de la profunda relación que tienen las moléculas, el sistema inmunológico, las hormonas, es decir, todos los componentes de nuestro organismo, que indican el hecho de la existencia de una muy pero muy estrecha relación entre cada una de ellas.

Se trata por lo tanto de la inteligencia individual de nuestro organismo, que determina por sí mismo los distintos procesos fisiológicos por los que pasa en ciertas horas muy específicas. Con los biorritmos también se hace referencia a la capacidad de nuestro organismo de modular sus funciones internas en relación con factores externos como las horas, el clima, la noche y el día, entre otras cosas.

La digestión, el proceso de sueño, el sistema inmunológico, el proceso de aprendizaje todos y cada uno de los procesos de nuestro sistema están en perfecta armonía con todo, es decir, con el proceso interno (del individuo) y los procesos del universo, es de alguna manera la armonía perfecta que hay entre todos los elementos del universo.

Todo lo anterior indica que el organismo tiene ya previamente establecido un horario para cada cosa, desde la mañana en la primera generación de una pequeña hipoglucemia que te indica levantarte, hasta el último proceso que cumple nuestro organismo mientras estamos dormidos, está completamente calculado y relacionado con elementos como el clima y el ambiente.

Lo que sucede es que una vez que asumimos un ritmo contrario a todas esas horas organizadas que tiene nuestro organismo solemos descontrolar los procesos, me refiero por ejemplo a personas que se convierten en noctámbulos, que comen en horarios fuera de tiempo, etc.

Para poder poner todos esos procesos en orden y regular de manera efectiva nuestro biorritmo a través del ayuno intermitente, sería aprovechar la activación de todo el sistema nervioso simpático y la liberación de hormonas como la adrenalina y noradrenalina, pero fundamentalmente aprovechar la liberación de dopamina lo que servirá para estar muy concentrado durante las primeras horas previas a tu primera comida, considera los tips que mencionaré a continuación:

TIPS # 1: DESPIERTA A LA PRIMERA SEÑAL DE LA MAÑANA

El primer paso para regular los biorritmos es tomar en consideración la primera señal del día que nos da el organismo, se trata de la pequeña liberación de insulina por parte del páncreas, lo que genera una pequeña hipoglucemia que sería en todo caso nuestro despertador biológico, lo ideal que se debe hacer en ese momento es levantarse, y justo ahí comenzar el día.

TIPS # 2: REALIZA ALGUNA ACTIVIDAD

Efectivamente una vez que entras en estado de actividad tras el primer llamado del día por parte del organismo, se libera adrenalina, noradrenalina, dopamina, se pone en funcionamiento todo el sistema nervioso simpático, aprovéchalo para hacer una actividad física que dure por lo menos 30 minutos, lo que sería ideal para arrancar el día al menos dando una marcha caminando.

TIPS # 3: REALIZA ACTIVIDADES LABORALES

Debe de haber transcurrido las primeras horas del día, de manera que te queden un par de horas antes de la primera comida, es momento entonces de aprovechar los niveles de dopamina en el organismo y realizar actividades que requieran concentración para no desperdiciar ni un instante de todo este proceso.

Realiza trabajos de oficina, ordena el ambiente de trabajo, ordena tu agenda, esta es la hora indicada para sacarle todo el jugo a la dosis de dopamina que hay en tu organismo.

TIPS # 4: EVITA LOS CARBOHIDRATOS

En la primera comida del día debes evitar a toda costa consumir alimentos altos en hidratos de carbono, lo ideal es que comas una cantidad de proteínas acompañada de alimentos altos en grasa, así seguirás favoreciendo la autofagia y sacarás el mayor provecho a todos los procesos hormonales que ya viene experimentando el organismo.

El éxito de meter en control el biorritmo de nuestro organismo depende de tu disposición de convertir todos estos tips en una rutina diaria, no se trata de alguna acción aislada que vayas a llevar a cabo en un momento dado, debes convertirlos en hábitos para lograr que todo tu organismo esté en perfecta sincronía y todo marche de la manera correcta para continuar todo el proceso de pérdida de peso.

CAPÍTULO VI: ERRORES COMUNES CUANDO HACEMOS AYUNO INTERMITENTE

De acuerdo a todo lo que hemos venido observando, no cabe la menor duda de que el ayuno intermitente es una de las mejores herramientas que podemos utilizar para disminuir de manera rápida y efectiva el sobrepeso y el exceso de grasa en nuestro organismo.

Pero no se puede dejar de lado que existen muchas personas que tras iniciar el ayuno intermitente no ven reflejado en su organismo los beneficios que espera, razón que hace que mencione en este momento cuáles son las posibles causas que pueden estar ocasionando este atraso en el deseo de perder peso.

ELEGIR UN PLAN QUE NO VAYA ACORDE CON TU ESTILO DE VIDA

El ayuno intermitente se ha vuelto popular y hay diferentes tipos de métodos que puedes seguir. Lo más importante es elegir un método que sea acorde no solo a tus necesidades sino también a tus horarios y estilo de vida.

Por ejemplo, uno de los planes que hay del ayuno intermitente, consiste en consumir 500 calorías por día para las mujeres y 600 para los hombres, y hacer esto dos veces por semana. Algo que sería casi imposible si tienes un trabajo, una familia y una vida activa.

De modo que en primer lugar debes elegir convenientemente un plan que pueda ser ajustable con tu estilo de vida y sobre todo que puedas mantener.

NO DARLE OPORTUNIDAD A TU ORGANISMO A ADAPTARSE

Es muy necesario que tu cuerpo pase por un proceso de adaptación, en el cual pueda acostumbrarse a esta nueva modalidad de alimentación.

Por lo tanto, debes seguir ese proceso y hacer los ayunos intermitentes de forma gradual. ¿Cómo puedes hacerlo? Pues, comienza por ejemplo con un ayuno de 12 horas, come tu última comida a las 8 de la noche y luego comienza a comer a las 8 de la mañana del día siguiente.

No cometas el error de olvidar que nuestro cuerpo necesita adaptarse para poder alcanzar los objetivos. Y ten en cuenta que no es nada conveniente que intentes forzarlo de cero a realizar un plan nuevo que pueda resultar algo exigente o difícil de seguir.

Sin embargo, no pienses que debes abandonar la idea de este plan alimenticio porque sientes que no funciona en el primer intento. Sinceramente tu cuerpo necesita acostumbrarse. Así que, en los primeros días, puede ser completamente normal que resulte difícil cambiar la modalidad en que sueles alimentarte.

Además, debes tener claro que el tiempo, no solo cambiará tu metabolismo, sino que vas a terminar por acostumbrarte a los nuevos horarios, y además según expertos vas a sentirte con más energía.

COMER EN EXCESO DURANTE EL PERÍODO PARA COMER

El ayuno intermitente te permite un descanso sin culpa y sin tener que contar las calorías. De tal modo que puedes disfrutar de comer lo que quieras, pero sin pasarte del límite. Así que, durante ese período libre no debes exagerar, porque si comes en exceso, no lograrás las metas que te propones. Y algo que te puede ayudar mucho en este punto es el hecho de saber elegir el método correcto de ayuno, para no llegar al descanso con demasiado apetito.

COMER MUY POCO DURANTE EL PERÍODO PERMITIDO

Después de que te adaptes al ayuno intermitente, vas a empezar a notar que los momentos de ayuno comenzarán a afectar tus hormonas encargadas de regular el apetito. Provocando una disminución de tu sensación de hambre.

Por lo que debes cuidarte y no comer muy pocas calorías, porque luego sentirás hambre al día siguiente o te costará seguir el método de ayuno que elegiste.

Así que debes procurar comer siempre lo que necesitas para que tu organismo pueda funcionar de forma correcta y adecuada.

COMER ALIMENTOS NO RECOMENDADOS DURANTE EL AYUNO INTERMITENTE

En los períodos para comer no puedes recurrir a cualquier tipo de alimentos o vivir solo de pizza, hamburguesas y otro tipo de comida rápida. Más bien necesitas saber elegir los alimentos que ayuden a tu organismo. Puedes elegir alimentos como proteínas, fibras, grasas saludables y carbohidratos complejos, que te permitan sentir lleno por más tiempo. Y que también te mantengan saludable y te ayuden a desarrollar masa muscular.

TOMAR POCA AGUA

En el momento en que el cuerpo entra en el estado de ayuno comienza un proceso de desintoxicación. Proceso que hace fundamental el consumo de agua para eliminar todas las toxinas. Así que, lo más ideal es que durante ese período consumas más agua de lo normal. Pero tampoco demasiada. Muchas personas que siguen el ayuno intermitente suelen optar por tomar agua con gas, porque les ayuda a mantenerse satisfechos por más tiempo.

ELEGIR EL MÉTODO DE AYUNO INTERMITENTE EQUIVOCADO

Ya sabes que hay varios tipos o métodos de ayuno intermitente, aunque el más popular es el 16/8. Anteriormente en uno de los capítulos hice mención de este método. Consiste en hacer el ayuno en un periodo de 16 horas y comer en un periodo de 8 horas. Este método es el más usado, incluso por celebridades.

Si la última comida que ingeriste fue a las 21:00 horas del día anterior, no podrás comer de nuevo hasta las 13:00 horas.

Otro método también muy popular y que es optado por muchas personas es el de ayunar las 24 horas del día o el ayuno 5:2. Este método comprende ingerir la mayoría de las calorías que tu cuerpo necesita durante cinco días, y en los otros dos días rebajar o reducir de forma drástica las calorías hasta 600 u 800.

Te recomiendo que seas cuidadoso al elegir el método de ayuno intermitente, hazlo pensando en cuál de los métodos se ajusta mejor a tu estilo de vida. Y también toma en cuenta si tienes un trabajo, una familia y que también necesitas divertirte.

NO TENER EN CUENTA LA DISMINUCIÓN PROGRESIVA DE LA CANTIDAD DE COMIDAS QUE SUELES CONSUMIR DIARIAMENTE

Si eres de los que comen más de 3 veces en el día, comienza por comer 3 veces nada más al día. Procura hacerlo de forma separada con varias horas de por medio para que tu cuerpo pueda sentir un poco de hambre y luego de esto, proponte metas que no sean inalcanzables. Como cualquier cosa en la vida el ayuno intermitente requiere también de cierta disciplina. Y como se ha mencionado ya, tu cuerpo necesita adaptarse, tomará algo de tiempo para que se acostumbre al nuevo plan alimenticio, y debes tener en cuenta que los primeros 5 días son los más difíciles.

En esos días puedes llegar a sentirte con mucha hambre y con dolor de cabeza. Sin embargo, todo eso pasará rápidamente y finalmente tu cuerpo comenzará adaptarse. Vas a ver como tu hambre disminuye y comienzas a sentirte más activo y enérgico.

Por otro lado, en el peor de los casos que no te sientas bien después de la primera semana realizando el método que elegiste, puedes pensar entonces en que tal vez has escogido un método que no se adapta a ti, o que sencillamente no funciona contigo. Siendo así, puedes cambiar de plan o método, e iniciar de nuevo con un método que sí se ajuste a ti o que sí puedas cumplir.

Estos son los principales errores que suelen cometerse a la hora de iniciar el ayuno intermitente, te recomiendo en todo caso que prestes mucha atención antes de iniciar cualquier otro error en el que se pueda incurrir, por esta razón es que sigue siendo una de las mayores recomendaciones que tengas un mentor que te pueda guiar y orientar.

La idea es minimizar los errores a la hora de iniciar un ayuno intermitente. El problema es que cuando hay demasiada información se suele caer en el error de tratar de hacer las cosas de manera empírica y esto puede originar consecuencias negativas.

CAPÍTULO VII: ¿CÓMO CONTROLAR LAS HORMONAS CON EL AYUNO INTERMITENTE?

Te doy la bienvenida a este capítulo, luego de evaluar todos los errores que suelen cometerse al llevar a cabo el ayuno intermitente, he querido mencionar un aspecto importante que vas a encontrar y que desde luego será de gran interés por sus enormes beneficios, es el tema de las hormonas.

No es mentira que hoy en día una de las situaciones que aquejan a muchas personas, pero en sentido general este es un problema que abunda mucho en las mujeres es el desequilibrio en las hormonas, me refiero al desequilibrio en las hormonas tiroideas, las hormonas sexuales, problemas tan comunes como resistencia a la insulina, entre otros.

Vamos a ver ahora detalladamente todos y cada uno de los espectros hormonales en lo que el ayuno intermitente suele tener incidencia y cuáles serían las reacciones positivas que estas pueden tener dentro de nuestro organismo cada vez que se esté llevando a cabo el ayuno intermitente.

EL AYUNO INTERMITENTE CREA SENSIBILIDAD A LA INSULINA

La incapacidad de mantener una sensibilidad optima a la insulina o resistencia a la insulina, es como ya se sabe la causa principal de diabetes tipo 2, y en tiempos como estos encontramos esta realidad convertida casi en una epidemia a nivel mundial.

Ante todo, vamos a ver cuál es el proceso que ocasiona el problema de la resistencia a la insulina. Nuestro organismo posee una especie de regulador que funciona a manera de termostato, cuando surge alguna disminución del peso corporal, este elemento del que hablo se encarga de enviar señales de características regulatorias, lo que significa que comienza a lanzar al organismo señales de referencia de ese peso que tiene como referencia, estoy hablando desde luego de la insulina.

Cuando se eleva la insulina tu cuerpo pierde de alguna manera la capacidad de perder grasa y por ende de perder peso, la acción de la insulina es hacer que la glucosa ingrese a las células y estas las almacenen en forma de grasa.

Además de eso, la insulina es la que al parecer tiene el control de la regulación, al menos a nivel mental, del peso referencia de una persona, por esto cuando la insulina está alta el peso de referencia también lo está, esto ocasiona desde luego un incremento considerable de la grasa y las señales que envía será siempre de hambre y de falta de saciedad cada vez que comes.

¿Cómo la dieta puede incidir en todo esto?

Sabemos que luego del proceso de ayuno, en ese lapso de aproximadamente doce a catorce horas después de haber consumido la última ingesta de alimentos, el cuerpo comienza a activar todo ese proceso conocido como autofagia (medio por el cuál algunos organismos vivos de nuestro sistema son capaces de alimentarse de organismos no necesarios, es de alguna manera una limpieza a nivel de proteínas aberrantes o toxinas) de igual forma activa la ruta AMPK (proceso del organismo de activación de toda la ruta metabólica). De esta manera lograrás disminuir la inflamación en el organismo y así se hará que los receptores a la insulina estén mucho más sensibles.

Evidentemente esto se traduce en una ventaja indudable para la alta tendencia y la inclinación a la condición diabética que padecen las personas obesas.

EL AYUNO INTERMITENTE REGULA LAS HORMONAS TIROIDEAS

Hoy en día uno de los problemas fundamentales que enfrentan sobre todo las mujeres que están en edades entre 30 o 35 años y que por lo general han experimentado más de un embarazo, es el hipotiroidismo. Las consecuencias más comunes de este tipo de afección es que puede verse afectada de forma significativa la frecuencia cardiaca, de igual forma afecta la temperatura corporal y tiene fuertes incidencias en todo el proceso metabólico.

La manera en que el ayuno intermitente puede ayudar a regular todo el problema que puedes estar presentando en este sentido, se lo debemos fundamentalmente a la liberación de catecolamina (adrenalina, noradrenalina y dopamina) en horas de la mañana, gracias a los biorritmos que, como ya hemos visto en otro capítulo, se regulan mediante el ayuno intermitente.

Si cumples con todo el protocolo del ayuno intermitente, si duras las horas correspondientes sin comer, si te activas a la hora recomendada y realizas algún tipo de ejercicio, esto hará que automáticamente se libere sobretodo esa dopamina y traerá consigo que la glándula tiroidea libere T4. Por tanto, hará que efectivamente tu cuerpo queme grasa, que puedas drenar de forma correcta líquido y que tengas un nivel óptimo de concentración.

EL AYUNO INTERMITENTE PUEDE MEJORAR EL ESPECTRO DE HORMONAS FEMENINAS

Este tema se abordó en otro capítulo, sabemos que actualmente muchas mujeres padecen serios problemas relacionados con desórdenes hormonales provocados fundamentalmente por problemas de ovarios poliquísticos y amenorrea, razones que incluso perjudican la fertilidad de muchas mujeres.

De igual manera hay mujeres que están expuestas a altos niveles de estrés por la realización de ejercicios o deporte de alta intensidad y esto puede influir en la fertilidad. Sin embargo, como acabo de mencionar en el caso de las mujeres con problemas de ovarios poliquísticos se sabe que estos están relacionados con la resistencia a la insulina.

Como ya sabemos el ayuno intermitente mejora la sensibilidad a la insulina, así que permite las condiciones ideales para revertir los problemas mencionados.

Además de eso, uno de los beneficios que se puede obtener de la dieta intermitente es que esta favorece la autofagia, gracias a este proceso el cuerpo va a eliminar todos esos triglicéridos que normalmente están concentrados en los adipocitos, que es donde justamente se concentran los irruptores hormonales, que a lo largo del tiempo pueden formar miomas menorreas, problemas de fertilidad, entre otros.

REGULA LA PROLACTINA

Por último, resulta imprescindible señalar que gracias al ayuno intermitente y a la mejoría de la glándula tiroidea, se puede regular muy positivamente los niveles de prolactina que por lo general se encuentran muy elevados en algunas mujeres, por ejemplo, las mujeres deportistas y aquellas que tienen su nivel de grasa muy disminuido, esto trae como consecuencia que muchas mujeres presenten problemas con la regularidad de su menstruación.

Te he enumerado las principales hormonas que son reguladas por medio de la práctica del ayuno intermitente. Ahora avancemos hacia el siguiente capítulo.

CAPÍTULO VIII: BENEFICIOS DEL AYUNO INTERMITENTE EN TU CEREBRO

Ya hemos dado un paseo bien detallado y hemos evaluado la manera en que el ayuno intermitente se relaciona con nuestro organismo y cómo ayuda a cambiar y a mejorar de forma significativa muchos aspectos de nuestro cuerpo.

En este sentido es importante abordar los beneficios, pero esta vez enfocados al cerebro. Vamos a ver cómo afecta de forma positiva el ayuno a todo nuestro sistema cerebral, y de igual forma vamos a evaluar cuáles serían las maneras adecuadas de llevar este ayuno para sacar el mejor provecho en este sentido.

Sabemos que cada vez existen más patología neurodegenerativa, como la demencia senil, alzhéimer, la esclerosis múltiple, entre otras, y estas que tienen una conexión directa con situaciones como ansiedad, depresión y condiciones obsesivas compulsivas, esto desde luego tiene serias repercusiones en el estado de salud integral de la sociedad.

Por razones como las que acabo de mencionar encontramos situaciones lamentables como el suicidio, crisis en los hogares, problemas de violencia doméstica o de otra índole.

A pesar de todo el avance que la medicina ha desarrollado en los últimos años, no cabe duda que existe aún la necesidad de fortalecerlos con algunos aspectos adicionales como la alimentación, la práctica de algún deporte, pero sobre todo a través del ayuno intermitente.

Debemos recordar que el ayuno intermitente es un buen método para desarrollar un perfecto equilibrio de todo nuestro cerebro, del sistema cognitivo y del sistema nervioso.

EL AYUNO INTERMITENTE CONTROLA LOS NIVELES DE ESTRÉS

Todo esto surge a partir de la autofagia. Primero vamos a recordar que una de las formas más fáciles de conseguir la autofagia en el organismo es a partir de las 12 horas sin comer, es decir, apoyándote en el ayuno intermitente puedes activarla. El organismo trabaja desarrollando rutas metabólicas, enzimáticas y nerviosas que hacen posible hacer frente de mejor forma a procesos, como el caso del estrés físico o estrés emocional.

DESARROLLA LA NEUROGENESIS

La neurogenesis, es un proceso fantástico a través del que se generan nuevas neuronas, estas a partir de células madres. Esto tiene muchas implicaciones, todas positivas para el organismo, por ejemplo, la formación de nuevas neuronas permite una importante plasticidad sináptica, lo que significa que mejora las conexiones neuronales que es justamente lo que permite que fluya de manera eficaz el proceso de aprendizaje en el individuo.

Todo esto ocurre por la formación de una proteína conocida como BDNF, justamente esta proteína se genera a partir de dos actividades puntuales, la primera es la realización de forma periódica de ciertas rutinas de ejercicios y por otro lado la práctica del ayuno intermitente.

AUMENTA LOS NIVELES DE ENERGÍA

Algo que ha quedado comprobado es que el ayuno intermitente tiene la capacidad de estimular la formación de nuevas mitocondrias. Las mitocondrias se pueden comparar con una especie de batería para las células, por su parte las células están repletas de millones de estas mitocondrias que son las que se encargan de convertir todo aquello que comemos en energía.

Además de los beneficios que te he presentado, existen otros. Por ejemplo, la escritora Kate María menciona en su libro "ayuno intermitente vegano" que cuando el cuerpo reconoce que está en ayuno, el cerebro se enfoca demasiado para preservar la energía almacenada que tiene para la tarea en cuestión, esto significa que es menos probable que la mente divague, dando como resultado una mayor eficiencia y productividad durante la jornada laboral.

El ayuno intermitente puede eliminar la inflamación del cerebro y conducir a mejores procesos de aprendizaje y memoria. Debido a que la inflamación del cerebro está relacionada con una serie de afecciones neurológicas como la enfermedad de Alzheimer, la enfermedad de Parkinson y los accidentes cerebrovasculares, la supresión de dicha inflamación puede reducir el riesgo de estos trastornos neurológicos.

Existe evidencia que sugiere que el ayuno podría ayudar a prevenir o incluso revertir la demencia, ya que ayuda al cuerpo a eliminar desechos tóxicos. Al disminuir los niveles de insulina, también incrementa el nivel de otras hormonas importantes, incluyendo la hormona del crecimiento, que es significativa para el desarrollo muscular y la vitalidad general.

Todos estos beneficios son razones para tener en cuenta el ayuno intermitente como método para adelgazar o para tener un mejor estilo y calidad de vida.

CAPÍTULO IX: PELIGROS DEL AYUNO INTERMITENTE (LO QUE DEBES DE SABER)

En este sentido se hace completamente preciso que te mencione los inconvenientes que podrían existir en el ayuno intermitente, sería quizás ingenuo creer que no pueden surgir complicaciones, de hecho, todo lo que hagamos en esta vida tiene su nivel de riesgo y el ayuno intermitente no escapa de eso.

Entonces abordemos cuáles serían esos peligros que conlleva este régimen de la alimentación. Hay que ser justos en una cosa, no se trata quizás de que el método sea peligroso en sí mismo o que su puesta en práctica represente de alguna manera un daño, es más probable que muchas de las prácticas sin control puedan generar efectos secundarios por no hacerse de forma correcta.

La verdad es que en la sociedad de hoy existe una elevadísima tendencia a la búsqueda, no de soluciones concretas y reales de los problemas de obesidad o envejecimiento, problemas hormonales y otros, sino que muchas personas están inclinándose hacia la tendencia de abrazar ciertos mitos y creer que algunas exposiciones que puedan hacer algunos "gurús" de temas particulares (entre ellos el ayuno intermitente) lo ofrecen como la panacea.

Así es que muchos abrazan el ayuno intermitente esperando que este por sí solo sea el nuevo grito milagroso y lo abrazan sin tomar en cuenta el resto de los elementos y herramientas necesarias para lograr ciertos fines. Recuerda que el ayuno intermitente te brinda posibilidades objetivas, pero en los términos generales siempre será necesario apoyarte de otras herramientas.

Entonces, se dan situaciones muy específicas en las que realmente sería indebido usar el ayuno intermitente y una persona por desconocimiento, porque es la moda del momento tienden a utilizar el ayuno intermitente sin que esto sea debido hacerlo.

CUIDADO CON LA DESNUTRICIÓN

El primer peligro que requiere un especial cuidado es el posible estado de desnutrición que puede originarse y lo peor y preocupante de todo esto es que puede aparecer de la manera menos esperada. Se sabe que cuando se inicia el proceso de ayuno intermitente generalmente las personas llegan con una buena reserva de grasa en el organismo, por lo que no mantienen ningún tipo de control de la nutrición y en primera instancia esto pareciera no representar ningún problema.

Evidentemente, los primeros meses todo está marchando de maravilla ya que gracias incluso a un proceso de cetosis el organismo está trabajando arduamente para suplir las carencias de energía de las reservas de grasa que hay, pero suele suceder y ha sido una constante que una vez consumido los excesos de reserva, sino se mantiene un control y cuidado con lo que se come, puede sin duda presentar serias complicaciones.

Lo recomendable puede ser tratar de examinar los valores nutricionales y estar en control con un experto en nutrición para que indique las necesidades y carencias que puede estar presentando el organismo.

AUMENTO DEL CORTISOL

Otra de las cosas que puede pasar es que una persona, que jamás haya estado en un régimen de ayuno ni de dieta, decida que es momento de hacer el ayuno intermitente pero basado en la emoción comience al mismo tiempo una dieta cetogénica asumiendo unos ritmos muy fuertes de ejercicio, todo esto expone al organismo a un alto nivel de estrés y de inflamación.

Ante el cuadro anterior, como mecanismo de defensa suele iniciar la liberación del cortisol, que es una hormona que se encarga de aliviar la inflamación que puede surgir por el ritmo que le estás proyectando al cuerpo, pero esto en sí no es el problema, el problema está en las consecuencias que puede tener esta masiva y muy elevada cantidad de cortisol.

Hay que considerar algo importante, el cortisol es una hormona neoglucogénica, esto implica que el nivel de glucosa en la sangre se elevará, y desde luego se está dando la orden al páncreas de que libere mayor nivel de insulina para poder bajar esa glucosa que ha llegado a la sangre, esto va creando una posible resistencia a la insulina, y más tarde se puede traducir en una derivación hacia la diabetes de tipo dos.

DESEQUILIBRIO DEL SISTEMA NERVIOSO

Una de las primeras reacciones beneficiosas que una persona comienza a percibir al iniciar el ayuno intermitente es el aumento de la actividad del sistema nervioso simpático, eso como ya hemos visto sucede debido a que en la mañana tras una larga jornada de horas sin comer, pero además que no se va a comer aun sino solo beber algo de agua y algunas bebidas, el organismo se pone en alerta por falta de alimentos, y se activa todo el sistema que permite tener una mejor concentración y una mejor capacidad de realizar actividades, es decir poner el cuerpo en marcha.

Todo eso motiva al páncreas a expulsar una cantidad de insulina que es la que genera en el organismo una pequeña hipoglucemia que es la que nos pone en marcha, todo eso generará una excelente inercia de los procesos metabólicos que liberará adrenalina, dopamina, noradrenalina, testosterona, cortisol T4 y T3, etc. Eso nos lleva a estar más activos durante la mañana.

Esa sensación de proactividad que surge como consecuencia de todo ese proceso que está viviendo nuestro cuerpo puede llevar a muchas personas a tener un enfoque demasiado descontrolado de la hiperactividad, al punto que puede llevarlo incluso a no querer nunca más desayunar y se va generando una hiperactividad que puede degenerar en pérdida del sueño, descontrol de los biorritmos y finalmente esto va a derivar en un desequilibrio de todo el sistema nervioso.

¿ES EL HAMBRE SÍNTOMA DE PELIGRO?

El hambre es uno de los principales efectos secundarios en los ayunos intermitentes. Podríamos sentir debilidad y que el cerebro no funcione tan bien como suele hacerlo. Es posible que estos efectos solo sean temporales, ya que es necesario un tiempo para que el cuerpo se adapte al nuevo plan de alimentación. Si presentas una enfermedad, debes consultar al médico antes de intentar realizar un ayuno intermitente. Esto es muy importante en caso de:

- Diabetes.
- Problemas con la regulación del azúcar en sangre.
- Presión arterial baja.
- Toma medicamentos.
- Bajo peso del normal.
- Historial con trastornos alimenticios.
- Mujer que intenta quedarse embarazada.
- Mujer con un historial de amenorrea, o si está embarazada o en periodo de lactancia.

El ayuno intermitente puede mejorar la salud; debemos buscar alternativas para encontrar el equilibrio en nuestro cuerpo y mente.

La intermitencia ayuno-desayuno es un proceso fisiológico que puede ser saludable cuyo estado de forma y mecanismo de acción requiere entrenamiento progresivo, a la vez que puede ser un potencial de salud y terapéutico. Lo recomendable siempre será visitar a un experto de la salud para la orientación necesaria. De esa manera conoceremos en qué condición nos encontramos actualmente y así podremos trabajar con conocimiento.

Cada persona es diferente, por lo que siempre debe primar el autocuidado y el sentido común para todo lo que esté relacionado con nuestro cuerpo. Lo primordial siempre será la salud, para eso debemos tener una alimentación basada en alimentos saludables, dormir 7-8 horas y practicar ejercicio de forma regular, lo cual trae muchísimos beneficios. Debemos tener bien consolidados nuestros patrones diarios.

Estos son los principales peligros que puedes enfrentar al momento de practicar el ayuno intermitente, sin embargo, hay algunos consejos extras que puedes considerar al momento de decidir que quieres llevar a cabo un régimen como este.

Uno de los consejos es que, en el caso de ser una persona que toma algún tipo de medicamentos, corticoides, o algún tipo de suplementos para patologías diversas lo más recomendable es que lo hagas bajo control de un especialista, cuídate de no hacerlo sin control y con las debidas indicaciones.

Por otro lado, también es importante que haya un estricto control si tienes alguna condición motora especial, o alguna enfermedad degenerativa que tenga fuerte incidencia en términos relacionados con la alimentación.

Nunca pero nunca debes considerar la idea de practicar el ayuno intermitente de por vida, ni intentar hacerlo por periodos exageradamente largos que vaya a generar un descontrol en el organismo, recuerda que la intención es respetar los biorritmos, cada cierto tiempo debes permitirte algunas comidas trampas, o elevar el consumo de carbohidratos, pero no puedes abandonarlo por siempre, así te aseguras de evitar en la medida de lo posible cualquier tipo de efecto adverso o secundario.

CAPÍTULO X: ¿ENTRENAR EN AYUNAS ES BUENO O MALO?

Ya enumeramos en el capítulo anterior los peligros a los que te puedes enfrentar a la hora de hacer ayuno intermitente, sin embargo, hay un supuesto peligro que muchos pregonan respecto al ayuno intermitente y es el hecho de mezclarlo con rutinas de ejercicios.

Por esta razón en este capítulo veremos cuál es la reacción que puede tener en la salud de un individuo que practica ayuno intermitente y a su vez realiza alguna rutina de ejercicios. No hay de ninguna investigación real que sea concluyente en la idea de que el ayuno intermitente y los ejercicios tengan algún efecto contraproducente. Por lo general están basados en suposiciones más o menos planteadas que carecen de todo argumento científico.

En todo caso la realización de entrenamientos físicos siempre está limitada por las prioridades de quien realiza los ejercicios, de manera que la respuesta ante la pregunta si se debe o no ejercitarse durante el ayuno siempre será que eso va a depender de otros factores más allá del simple ejercicio.

Todo depende del propósito de los ejercicios. Puede tratarse de perder peso o ganar masa muscular, generar hipertrofia u otro efecto que se esté buscando. El otro factor que hay que considerar es el tiempo en que quieres ver tus resultados, todo esto va a determinar si de verdad te sirve o no hacer rutinas de ejercicios durante el ayuno intermitente.

Lo que sí no podemos dejar de lado es la realidad de que las prácticas de algunos ejercicios aportan grandes beneficios al organismo durante el ayuno intermitente. Si son los que quieres para ti o no eso es otro tema.

AYUDA CONTRA LA RESISTENCIA A LA INSULINA

En algunas investigaciones que se han realizado, se logró determinar que aquellos que realizan una actividad física mientras practican el ayuno intermitente logran mejores resultados, de hecho, se concluyó que el entrenamiento con el ayuno intermitente mejora la tolerancia a la glucosa y a su vez la sensibilidad a la insulina.

Esto quiere decir entonces que al bajar esa tendencia a la resistencia a la insulina estamos hablando de un cuerpo que se está librando a futuro de padecimientos terribles como la diabetes tipo 2.

RETRASA EL ENVEJECIMIENTO MUSCULAR

Esto configura otra de las grandes ventajas que puede ofrecer la idea de hacer ayuno intermitente y complementarlo con rutinas de ejercicios, efectivamente genera la liberación de antioxidantes que permite retrasar el efecto de envejecimiento de los músculos.

En todo caso como recomendación adicional permíteme agregar que la manera de lograr que esto resulte más efectivo, es realizando ejercicios de baja intensidad como ejercicios cardiovasculares a un ritmo medio, pero a su vez constante.

ACELERA EL METABOLISMO

Uno de los beneficios del ayuno intermitente es la definitiva disminución de glucosa en la sangre, la sensibilización de la insulina, de modo que a medida que vayamos realizando el ayuno intermitente vamos logrando mayor sensibilidad a la insulina, nuestro metabolismo entonces se irá acelerando de forma progresiva. Esto a causa del alto nivel de liberación de las catecolaminas, es decir, la adrenalina, noradrenalina y principalmente la dopamina.

Como consecuencia a todo lo anterior se establece un espacio metabólico muy favorable que permite la eliminación de grasa en el organismo. Si se quiere favorecer este proceso, es decir, si quieres que se dé de una forma más efectiva, debes hacer tus prácticas de ejercicios en ayunas.

Hay que verlo de manera objetiva, no estoy diciendo que se logrará duplicar o triplicar el efecto de quema de grasa (ahí está el punto de quiebre de muchas personas que piensan que van a lograr multiplicar el efecto). El planteamiento es que puedas favorecer ese efecto, es decir, asegurarte que se dé de la mejor manera.

AYUNO INTERMITENTE Y LA HIPERTROFIA

Si la idea de tu entrenamiento está relacionada con la posibilidad de realizar hipertrofia, hay que ser consciente de algo: para lograr la elevación de la masa muscular necesitas obligatoriamente una dieta que sea profundamente cargada con muchas calorías. Pero además requiere que sea de una fuerte carga de glucosa, por lo tanto, incluirá carbohidratos, eso desde luego que va a generar un fuerte trabajo intestinal.

Lo ideal es que, en este tiempo, quizás tres o cuatro meses en los que vas a estar ejercitándote para generar masa muscular, no realices ayuno intermitente, la verdad es que no será para nada provechoso sobre todo por la carga calórica que representa la dieta particular que vas a llevar a cabo.

Sin embargo, la idea es que de acuerdo a tu plan de entrenamiento enmarques la posibilidad de hacer el ayuno antes de iniciar tu trabajo de hipertrofia.

Es decir, uno o dos meses antes ingieras una o dos comidas durante el día, que hagas ayuno intermitente, quizás no tan largo, puede ser de doce o catorce horas, la idea fundamental es ir sensibilizando el organismo, de modo que estarás sin duda alguna altamente capacitado para realizar todo ese trabajo de hipertrofia y te garantizo que los resultados serán mayores.

RECOMENDACIONES ESPECIALES RELACIONADAS AL AYUNO INTERMITENTE Y LOS EJERCICIOS

Si estás intentando adelgazar es necesario que el déficit calórico sea moderado y que solo intentes perder 0,5-1% de peso a la semana, sería importante incluir sesiones de fuerza en nuestra rutina de entrenamiento y aumentar la ingesta de proteína (el 25% o más de nuestra ingesta energética total) para mantener la masa muscular, además, conviene que sea justo antes de la comida más grande que consumamos al día.

Si por el contrario, tu intención es combinar entrenamientos de alta intensidad con períodos de ayuno, es recomendable que consultes de antemano con un médico o especialista en temas de nutrición y deporte.

Entonces, surge otra pregunta: si ayunamos el tiempo suficiente, ¿no comenzará el cuerpo a quemar más músculo que antes para producir glucosa para el cuerpo? La respuesta es no. En el momento cero, hay una mezcla de energía proveniente de carbohidratos, grasas y proteínas.

En el primer día de ayuno, el cuerpo inicialmente empieza quemando carbohidratos (azúcar) para obtener energía. Sin embargo, el cuerpo tiene una capacidad limitada de almacenamiento de azúcar. Así que, después del primer día, comienza la quema de grasa.

Y en este caso ¿Qué ocurre con la proteína?
La cantidad de proteína consumida disminuye. Sin duda hay un valor inicial bajo de recambio proteínico, que no empieza a aumentar el consumo de proteínas. No comienzas a quemar músculo, empiezas a conservar músculo, porque el recambio proteínico se reduce, pero no en cero.

¿Qué sucede con la masa muscular?
Normalmente el ayuno intermitente está asociado con la pérdida de peso y es lógico ya que estás controlando los periodos de alimentación y por ende la ingesta calórica. Pero lo que muchos no saben es que el ayuno intermitente también lo pueden utilizar para aumentar la masa muscular y a continuación te explico cómo puedes hacerlo.

La clave consiste en dos puntos importantes. El primero es consumir más calorías de las que nuestro cuerpo necesita al día, es decir por encima del índice metabólico basal. No es necesario consumir calorías en exceso, sino consumir entre 200 y 300 calorías por encima o incluso en nuestro nivel de mantenimiento, de esta manera evitas acumular grasa.

Por lo tanto, es importante que conozcas cuál es tu nivel de mantenimiento para no cometer errores y termines comiendo de más y acumulando grasa.

Sin embargo, para algunas personas que realizan ayuno intermitente comer tantas calorías, les es muy difícil, algunos necesitan consumir 2,500 o más y si hacen un ayuno de 24 horas se les dificulta consumir todas esas calorías en una comida, no es algo imposible de cumplir, porque algunas personas pueden hacerlo, pero para otras resulta complicado. Y para que este patrón resulte más sencillo, voy a mencionar dos consejos a la hora de hacer una comida grande:

Primero: Podemos hacer una comida pequeña de unas 500 calorías unas horas antes de la comida principal. De esta manera nuestra ingesta calórica en la comida principal se va a reducir un poco. Y segundo: Agregar grasas naturales a nuestra comida. No le tengamos miedo a las grasas, este macronutriente no es el culpable de subir de peso, son las calorías de más sin importar de qué grupo de macronutrientes sean.

Es recomendable agregar grasas naturales porque las grasas son el macronutriente con más densidad calórica. Hay 9 calorías por cada gramo de grasa, a diferencia de las proteínas y los carbohidratos que solo tienen 4 calorías por cada gramo. De esta manera unas dos cucharadas de aceite de oliva nos pueden aportar unas 180 o 200 calorías de más.

Ahora bien, si estás haciendo ayuno 16/8, es más fácil consumir todas tus calorías, ya que tienes una ventana de 8 horas para hacerlo.

Si tomas el mismo ejemplo de las 2,500 calorías puedes hacer dos comidas de 1,250 o incluso dos comidas de 1,000 y una de 500.

Recuerda que al hacer ayuno intermitente vas a tener muchos beneficios, como estimular la adrenalina, la hormona del crecimiento (que es esencial para el desarrollo muscular) y además no vas a estar preparando comidas ni interrumpir tu día 5 o 6 veces para poder comer. No debes excederte mucho con las calorías, si lo haces puedes acumular grasa de más, aunque estés haciendo ayuno intermitente.

Otro punto clave que debes considerar para aumentar masa muscular es incrementar rutinas de fuerza en el ejercicio por medio de la sobrecarga progresiva, que consiste en aumentar de manera gradual el peso que levantas en las sesiones de entrenamiento. No importa si es el disco más pequeño, el objetivo es aumentar la fuerza poco a poco. Para esto es recomendable ir al gimnasio 3 días a la semana, no consecutivos, es decir, lunes, miércoles y viernes, de esta manera le das tiempo al cuerpo de recuperarse entre cada sesión y por lo tanto vas a poder levantar cada vez más peso.

Igualmente se recomienda llevar un registro de los pesos que estás levantando en cada ejercicio para que de esta manera lleves un control más estricto. Debes aprender a escuchar tu cuerpo, no exageres al aumentar mucho peso ya que puedes provocar accidentes, lo fundamental es respetar el proceso ir poco a poco, siendo constante en tu rutina tanto en la alimentación como en el ejercicio.

Otro caso que encontramos es que, si se vive un estilo de vida activo combinado con el ayuno intermitente, la pérdida de peso será mucho más efectiva, ya que esto también ha sido probado por los atletas del fisiculturismo, que han practicado por mucho tiempo este método alimenticio de manera exitosa.

El entrenamiento de fuerza en un estado de hambre leve expande los límites de las habilidades físicas al activar los mecanismos de protección del cuerpo. Sin embargo, es de suma importancia alternar periodos de hambre con otros de nutrición normal o el metabolismo activará el modo de conservación.

Además, es importante estar consciente de que no se debe consumir todo lo que se atraviese en el camino el mismo día o el siguiente al romper el ayuno. Si se consumen las mismas calorías que no se consumieron durante el ayuno, no se pierde peso.

Los atletas que practican ayuno intermitente tratan de consumir alimentos específicos para alcanzar los resultados óptimos. Su dieta consiste básicamente en proteínas y fibra. Tratan de eliminar las grasas y los carbohidratos junto con el entrenamiento en un horario específico, aquí hay algunos productos que incluyen en su dieta:

- Proteínas: pescados bajos en grasa, legumbres y productos lácteos bajos en grasa.
- Fibras: vegetales, repollo, tubérculos excluyendo las papas, legumbres, avena, cebada, trigo, manzanas y frutos cítricos.

- Grasas en cantidades limitadas, principiante de nueces y de aceites vegetales.

¿Está mal hacer ejercicios durante el ayuno intermitente?
No, no hay razón porque creer que si estás ayunando no debes ejercitarte, lo que si hay que evaluar es por qué quieres hacerlo, de forma que puedas estar completamente seguro si las motivaciones y el fin de lo que vas a hacer están acorde.

Como acabamos de ver son muy buenos los resultados, pero siempre tendrán la limitación de tener que evaluar qué es lo que se espera.

CAPÍTULO XI: FORMAS DE HACER AYUNO INTERMITENTE

No hay duda de que una de las maneras de darle un cambio radical a la vida será iniciar el régimen del ayuno intermitente. Ha quedado completamente claro la cantidad de beneficios que este aporta al organismo.

En primer lugar, para efectos de la salud el ayuno intermitente es un canal fundamental. Hemos visto la incidencia en la mejora sobre algunas patologías, es decir, en términos muy generales el ayuno no representa ningún peligro, salvo algunas situaciones especiales que se han abordado en los capítulos anteriores.

En ese sentido, es imprescindible hacer una definición lo más clara posible sobre la manera adecuada de llevar a cabo el ayuno intermitente.

Desde el primer capítulo quedó demostrado que en realidad no se trata de lo complejo ni que represente un enorme problema metódico para lograr los objetivos, sino que por el contrario es verdaderamente fácil hacerlo ya que se cuenta con una variedad de formas, modelos o estrategia para lograrlo.

Pese a que en el capítulo uno hice una pequeña introducción, en este sentido quiero retomar para ampliar los detalles en función de maximizar el conocimiento en lo relacionado a las distintas maneras de llevar a cabo el ayuno intermitente.

AYUNO INTERMITENTE 12/12

Este modelo es la expresión mínima del ayuno intermitente y lo traigo en este orden justamente basado en eso, ya que es la manera en la que es recomendable iniciar el ayuno intermitente, como hemos visto no es para nada recomendable iniciar el ayuno con un ímpetu que en lugar de ser honorable suele ser un verdadero acto de irresponsabilidad.

Entonces, este modelo de ayuno es el modelo para principiantes, se puede iniciar practicándolo dos o tres días por semana mientras el cuerpo toma el ritmo del ayuno.

¿A QUÉ HORA DEBE EMPEZAR EL AYUNO?

Es recomendable que se haga a partir de las ocho o nueve de la noche, es decir, que tu última ingesta esté ubicada en ese período, la razón está clara, lo ideal es que no comas las primeras horas de la mañana para que no perder la activación del sistema nervioso simpático, al activarse este, cerca de las cinco de la mañana aproveches toda esa fuente de adrenalina y dopamina que el organismo te va a segregar para que tu mañana sea bien activa.

AYUNO INTERMITENTE 16/8

Una vez dominado el primer modelo de ayuno se puede dar el salto a un modelo un poco más exigente como es el modelo de ayuno 16/8. Como ya lo había mencionado este modelo de ayuno se trata de dieciséis horas sin ningún tipo de ingesta alimenticia, y lo que vas a comer solo lo podrás comer en un rango de ocho horas.

Respecto a las horas en las que debes llevar a cabo este ayuno se aplica el mismo principio del caso anterior, siempre vas a ubicar tu última comida del día en un horario que favorezca la posibilidad de tener la mañana como parte del ayuno para sacar todo el provecho de los efectos del ayuno al horario comprendido entre las 5:00 am a 12:00m.

Entonces se puede llevar a cabo de la manera tradicional que de hecho es la más aplicada por las personas que llevan a cabo este régimen, la hora de inicio está fijada a eso de las 8:00 pm hasta las 12:00 m, así puede aprovechar el rango de la mañana.

AYUNO INTERMITENTE 20/4

Estamos hablando de los mismos principios, pero de resultados más profundos. Se aplica igual a las anteriores, pero aumenta el rango del ayuno a 20 horas y la ingesta alimenticia solo estará dentro de las cuatro horas restante.

En este modelo se permite en la ventana de ayuno ingerir una pequeña porción de comida pero que sea muy ligera, nada de carbohidratos ni proteínas, en realidad algo de vegetales es lo recomendable, igualmente té o infusiones sin azúcar.

AYUNO INTERMITENTE 24

Aquí hay algo muy importante que aclarar, no se trata de comer un día sí y un día no, en realidad todos los días se comen solo que entre una comida y otra hay un margen de separación de 24 horas entre una y otra. Si, por ejemplo, tu comida del viernes la realizas a las cuatro de la tarde, el sábado volverás a comer a la misma hora que el viernes, pero, aunque hay un margen de 24 horas insisto, se está comiendo todos los días.

AYUNO INTERMITENTE OMD

Este modelo de ayuno es similar al ayuno 24 solo que no tiene una determinada hora en la que vas a consumir tus alimentos lo que quiere decir que puedes comer a la hora que mejor te parezca.

AYUNO INTERMITENTE 5/2

Este es la elección de muchas personas que tienen como objetivo perder peso, generalmente utilizado por personas que se encuentran en un régimen de ejercicios físicos y solo lo usan unas pocas veces para optimizar los resultados de su ritmo de ejercicios.

La forma de llevar a cabo este modelo de ayuno es muy simple, se trata de comer "normal" durante cinco días de la semana, mientras que los dos días restantes debes bajar la intensidad calórica muy considerablemente. En el caso de las mujeres solo deben consumir 500 calorías, y en el caso de los hombres solo 600 calorías.

AYUNOS INTERMITENTES RELIGIOSOS

Son muchos los que asumen el reto de aceptar el llamado que hacen religiones, como el islam, invitando a sus seguidores, pero también a amigos simpatizantes a practicar una de las modalidades de ayuno más practicado a nivel mundial, son millones los que se unen al Ramadán y junto a todos ellos, aunque no tengan ninguna relación en asuntos de fe, lo llevan a cabo por la enorme cantidad de beneficios que supone para el organismo la práctica de este modelo de ayuno ancestral.

Cada uno de los modelos de ayuno intermitente están pensados para brindarte alternativas, pero además de eso es una oportunidad de vivir tu propia experiencia y aventurarte a probar por ti mismo. Sin embargo, recuerda que no es recomendable que intentes hacerlo durante tiempos muy prolongados, más bien solo inténtalo inicialmente una o dos veces por semana dependiendo del modelo elegido.

En relación a las comidas, también es bueno considerar algunos aspectos, dependiendo de tu rutina de ejercicios que la primera comida sea ligera, que no esté cargada de carbohidratos, igualmente es preciso dar un cambio definitivo a la fuente de hidratos de carbono, hay que intentar que sean lo más natural posible, entonces, desecha todo tipo de harinas procesadas y excesivos contenidos de azúcar.

Durante las horas del ayuno la hidratación es sumamente importante, no descuides ese aspecto, bebe mucha agua, en casos de bajones un caldo no estará mal, y desde luego infusiones y café, sin azúcar, sin edulcorante.

CONCLUSIÓN

El ayuno intermitente no solo es recomendado, sino que sus resultados son deseables en términos de salud. No obstante, hay que considerar que existen formas para hacer más adecuado este tipo método. Dichas formas tienen una relación directa con una serie de factores biológicos tales como los biorritmos naturales.

Todas las incidencias que la práctica del ayuno tiene con nuestro organismo han quedado evidenciadas en este volumen. "Ayuno intermitente, Una Guía para Perder Peso Rápidamente, Permanecer Saludable y Vivir Más Tiempo" es la prueba fidedigna de que es en efecto un método que debes tener en cuenta.

Desde el primer capítulo fuimos despejando dudas sobre el ayuno, con explicaciones sobre de qué se trata el ayuno intermitente. No se debe olvidar las cosas puntuales, el ayuno intermitente no tiene que ver con una estrategia mágica con la que vas a perder peso sin ningún tipo de esfuerzo extra, recuerda que debes acompañarlo y reforzarlo con algunas disciplinas y ejercicios.

Sin embargo, tienes que ser muy cauteloso de hacer el ayuno intermitente de forma correcta y por las razones correcta. El ayuno es un medio para enfrentar de manera saludable un sinfín de patologías que de otra manera solo tendrían como opción consumir una cantidad enorme de medicinas, o resignarse a la tortura de alguno de esos padecimientos.

Recuerda mantener un equilibrio. No vas a lograr tus objetivos si no lo haces, quiero que esta idea se haga muy presente en tu mente desde hoy así que la repetiré: si no mantienes un nivel de equilibrio no los vas a lograr. O, peor aún, te puedes ver envuelto en un serio problema de salud, recuerda que hay casos en los que podrías creer que todo está saliendo bien y no es así.

¿Qué es lo que quiero decir con todo esto? Pues en definitiva el ayuno intermitente no es un juego de niños, pero tu vida tampoco lo es, necesitas vencer la herramienta para lograr el tan anhelado objetivo de perder peso y convertirte en una persona saludable.

Lo bueno de todo esto es que tienes la capacidad, las herramientas, todo lo que necesitas es la determinación, entonces quisiera preguntar, ¿vas a hacerlo o solo te quedarás como espectador? No es realmente justo ni para ti ni para tu entorno, no es justo para tu familia, o para todos aquellos que te aprecian, la vida en medio de la obesidad es una vida casi condenada a estar postrado o pasar el resto de la vida como un insulino-dependiente.

Tú decides, ¿quieres sobrevivir o vivir bien? Entonces es momento de empezar tu ayuno intermitente.

www.ingramcontent.com/pod-product-compliance
Lightning Source LLC
Chambersburg PA
CBHW070824250726

48662CB00003B/1075